JN033608

永淵 智＋堀 裕岳 ＝著
Satoru Nagabuchi　Yugaku Hori

医療機関の個別指導・監査がわかる本

～医科・歯科・薬局のためのQ&A～

日本評論社

　本書は、医科・歯科の保険医療機関や保険薬局で業務を行う医師、歯科医師、薬剤師、事務長を主な対象に、保険診療や保険調剤に関して知っておくべき基本的な事項をＱ＆Ａ形式でまとめたものです。

　筆者たちは、日頃、弁護士として、地方厚生局による保険医療機関等への個別指導・監査に帯同しています。この経験から知ることのできた、個別指導や監査で地方厚生局が重視しているポイントをお伝えしたいと考え、本書を執筆しました。

　その理由は、個別指導や監査の対象とされた医療機関等からご相談いただく中で、保険制度等に対する基本的な理解が不十分なまま診療や調剤を行っているケースが非常に多いと感じたからです。その原因として、①医療機関や薬局の方が保険診療や保険調剤の基本を理解するための場や機会が十分に提供されていない、②業務多忙のため勉強する時間がとれない、③自分で勉強するにも難しくてなかなか理解しづらい、といったことがあるのではないかと思います。

　そこで、医科・歯科の保険医療機関や保険薬局で業務に従事する方々が最低限知っておくべき事項について、できるだけわかりやすく簡潔にするため、Ｑ＆Ａ形式でまとめることにしました。本書が、正しい理解に基づいた保険診療や保険調剤を行い、個別指導や監査の対象となった場合でも、これに適切に対応する一助になれば幸いです。

第4章　薬担規則に基づく保険調剤···85

第5章　個別指導で注意すべき指摘事項（医科編）…93

第6章　**個別指導で注意すべき指摘事項（歯科編）**⋯123

第7章	**個別指導で注意すべき指摘事項（薬局編）**…142

付録…155

第 1 章

保険診療の基本

Q.1 保険診療の仕組みを教えてください。

　保険診療は、医療機関と患者との契約である自由診療と異なり、保険者（Q.4参照）と保険医療機関との公法上の契約とされています。

　保険医療機関は、行った診療行為について、その費用の一部を患者から徴収し、その一部負担金を控除した費用を保険者に請求することになっています。保険医療機関から保険者に対する請求は、診療報酬明細書（レセプト）を審査支払機関（支払基金、国保連合会）に提出し、審査の後、審査支払機関を通じて保険医療機関に診療報酬が支払われる仕組みになっています。

　このように、保険診療は、保険者と保険医療機関との公法上の契約であることから、健康保険法、保険医療機関及び保険医療養担当規制（療養担当規則）、保険薬局及び保険薬剤師療養担当規則（薬担規則）等のルールに従って診療を行う必要があります。また、被保険者である国民が支払っている保険料が診療報酬の原資となっていることからも、保険診療のルールに従った適正な診療行為、診療報酬請求をすることが求められます。

　そのため、保険診療のルールに適合しない保険請求については、審査支払機関の審査により査定（Q.9参照）され、診療報酬は支払われません。

　保険医療機関が保険診療のルールを遵守しているかを監督する機関としては、厚生労働省の下部組織である地方厚生局があります。地方厚生局は、保険医療機関を対象として、教育的指導を念頭に置いた個別指導や、取消処分等の行政措置を念頭に置いた監査等の手続を実施することで、保険医療機関による診療行為や診療報酬請求が適正になされているかをチェックしています。

　このように、保険診療を行ううえでは、保険診療の仕組みやルールを

きちんと理解し、遵守することが重要です。

Q.2 保険医療機関が保険診療を行えなくなった場合のリスクを教えてください。

保険診療の制度は、一般的な場合は、診療報酬の3割を患者が負担し、残りの7割は国民健康保険（国保）、社会保険（社保）等から賄われる仕組みとなっています。医師、医療機関の9割以上は保険診療を行っています。

たしかに、美容整形や審美治療のように自由診療専門の医療機関もありますが、自由診療のみで成功している医師、歯科医師はごくわずかです。そのため、保険診療が開業医の生命線であると言っても過言ではありません。

国保、社保等で賄われる診療報酬は国民が支払った保険料が原資となっているため、保険診療を行うには、保険医療機関としての「指定」、保険医としての「登録」が必要です（Q. 3参照）。また、適正な診療報酬請求がなされるよう厳格なルール（療養担当規則）が定められています。このルールを破った場合には、保険医療機関としての「指定」、保険医としての「登録」を取消されます（Q.45参照）。その場合、保険医療機関や医師、歯科医師は原則として5年間保険診療ができなくなります。

先に述べた通り、ほとんどの医師や歯科医師は、保険診療以外の診療で医院運営費を賄うことはできません。そのため保険診療を行えなくなると、借入金の返還ができなくなり、自己破産に陥ることも見受けられます。

実際に取消処分を受けたある医療関係者は、「死刑判決に等しい」と表現していました。

Q.3 保険診療を行うために必要な保険医登録や保険医療機関の届出とはどういうものですか。

　保険医療機関が保険診療を行うには、厚生労働大臣から「指定」を受ける必要があります（健康保険法第 65 条）。また、保険医療機関において診療に従事する医師が保険診療を行うには、同じく厚生労働大臣に申請し、保険医としての「登録」を受ける必要があります（健康保険法第 64 条）。これを二重指定制度と言います。医療機関と医師を二重指定することにより、医療機関が診療報酬の請求等の事務的・経済的役割を担当し、医師個人が診療上の責任をもつことで、保険医療における責任の分担を明らかにし、医療の円滑な運営を図ろうとするものです。

　そして、指定を受けた保険医療機関や登録を受けた保険医は、健康保険法第 72 条により、厚生労働省令（療養担当規則）を守って診療に当たる必要があります。

Q.4 医療保険の種類にはどのようなものがありますか。

　医療保険には、本人の職業や年齢によってさまざまな種類があります。また、運営する「保険者」という主体も、国や市町村、民間団体等さまざまです。以下、職域保険（被用者保険）と地域保険（国民健康保険）について説明します。

1．職域保険

　職域保険とは、企業や個人事業主等に雇用される「サラリーマン等の会社員や公務員や船員」等を被保険者とする保険です。雇用される人が対象であることから、「被用者保険」とも言います。

（1）健康保険

健康保険は、民間企業に勤めている人とその家族を対象とした医療保険で、健保組合が保険者となる「組合管掌健康保険（組合健保）」と、全国健康保険協会が保険者となる「全国健康保険協会管掌健康保険（協会けんぽ）」があります。組合管掌健康保険は、主として「大企業（やそのグループ企業）の会社員及びその家族」が加入する健康保険です。これに対し、全国健康保険協会管掌健康保険は、主として「中小企業の会社員及びその家族」が加入する健康保険です。

（2）共済組合

「国家公務員、地方公務員、私立学校教職員とその家族」を対象とした医療保険で、各共済組合が保険者となります。公務員のうち国家公務員が加入する国家公務員共済組合、地方公務員が加入する地方公務員共済組合、私立学校の教職員が加入する私立学校教職員共済制度があります。

（3）船員保険

船員保険は、「船員として船舶所有者に使用される者」を対象とする医療保険制度です。海上での傷病等の保障という特殊性から、他の保険とは異なる制度となっており、全国健康保険協会が保険者となっています。

2．地域保険

地域保険は、「農業者や、自営業者、無職の人等の被用者保険に加入していない人」を対象とした医療保険で、国民健康保険（市町村国保）と国民健康保険組合（国保組合）があります。

国民健康保険は、「自営業者、年金生活者、非正規雇用者やその家族等、被用者保険に加入していない国民」を対象とする保険制度であり、市区町村が保険者となっています。これに対し、国民健康保険組合は、自営業であっても同種同業の者（医師、歯科医師、理容師、弁護士等）

が連合して作ることが法律上認められている健康保険組合です。同じ事業や業務に従事している 300 人以上の人で構成されています。

　国民健康保険が住んでいる場所で加入資格が得られるのに対し、国民健康保険組合は職種や業務により加入資格が得られる点が異なります。

３．後期高齢者医療制度

　後期高齢者医療制度は、「75 歳以上の者と後期高齢者医療広域連合が認定した 65 歳以上の一定の障害者（ただし生活保護受給者を除く）」を対象とする医療保険制度です。保険者は、各都道府県の全市町村で構成される後期高齢者医療広域連合です。財源は、被保険者が支払う保険料、健康組合等が拠出する後期高齢者交付金、国・都道府県・市町村の補助や負担金により賄われます。

Q.5 病気やけがに関する 健康保険の給付の種類には どのようなものがありますか。

　①療養の給付、②療養費、③保険外併用療養費、④訪問看護療養費、⑤入院時食事療養費、⑥入院時生活療養費等があります。

①療養の給付

　保険証を持参して医療機関等にかかった際に、現物給付を受ける（窓口負担分以外のお金を窓口で支払わなくても医療を受けられる）ことを言います。療養担当規則第３条で保険証の確認が義務づけられているのは、このためです（Q.79 参照）。具体的には、被保険者の状況（年齢や所得等）に応じて、７割から９割の給付が受けられます。

②療養費

被保険者が保険証をもたずに医療機関等を受診し、窓口で療養にかかった医療費の全額を負担した場合に、後日、申請に基づき、保険給付として認めた費用額から一部負担金を除いた金額を療養費として現金給付するものです。旅行先等で緊急やむを得ない事由によって保険証を携帯していない場合には、保険証の提示ができないため、患者が全額を自己負担せざるを得ません。その後に手続を行うことで、本来療養の給付等として現物給付されるべきであった額を現金給付で受け取ることができます。

③保険外併用療養費

Q.80 を参照してください。

④訪問看護療養費

居宅で療養している人が、かかりつけ医の指示に基づいて、訪問看護ステーションの訪問看護師から療養上の世話や必要な診療の補助を受けた場合、その費用が現物給付されるものです。

⑤入院時食事療養費

入院した際、医療費の自己負担とは別に、食費（食事療養標準負担額）を自己負担することになっています。この食事療養標準負担額を超える分が現物給付されるものです。

⑥入院時生活療養費

65歳以上の高齢者が療養病床（主として長期にわたり療養を必要とする方のための病床）に入院した際、医療費の自己負担とは別に、食費・居住費を自己負担することになっています。実際の食費・居住費は、平均的な費用から算定された基準額（所得の状況、病状の程度、治療の内容その他の状況をしん酌して厚生労働省令で

定める者については別に軽減して定める額〔生活療養標準負担額〕）と定められていますが、この生活療養標準負担額を超える分を「入院時生活療養費」と言い、療養と同様に現物給付がなされます。

Q.6 保険診療の対象外となる診療にはどのようなものがありますか。

　医療保険は、すべての医療に対し適用されるわけではありません。以下の場合には、医療保険以外の保険の対象となったり、一部または全部が医療保険の対象外となったりすることがあります。

①病気・けがと見なされないもの：健康診断、予防注射、美容整形、歯列矯正、正常な妊娠・分娩（別途、出産育児一時金等の給付があります）
②仕事上の病気・けが：仕事の準備、後始末、休憩時間、トイレ、出張等を含む業務上の災害について、労災保険が適用される場合
③通勤途中の病気・けが：自宅と勤務先の往復等の通勤途中の病気やけがに関して、労災保険が適用される場合
④事故や故意の犯罪行為によるけが：交通事故、けんかや泥酔による病気やけが
⑤医師の診療に関する指示に従わない場合

Q.7 診療報酬制度とはどのようなものですか。

　医療機関が提供した医療サービスに対する対価を「診療報酬」と言い

ます。診療報酬には、技術・サービスの評価と物の価格評価が含まれます。

　診療報酬は、医療保険制度の加入者である被保険者と保険者から支払われます。すなわち、医療機関は、被保険者からは、医療費の一部を患者負担額として直接支払いを受けます。一方、保険者からは、審査支払機関に対して診療報酬の請求を行うことで、診療報酬の支払いを受けることになります。これを診療報酬制度と呼びます。

　診療報酬は、保険医療の範囲・内容を定めるとともに、個々の診療行為の価格を定める価格表としての性格を有しています。具体的には、診療報酬は、医療機関が実施した診療行為ごとにそれぞれの項目に応じた点数が加えられ、1点の単価は10円として計算されます。たとえば、乳がんで入院した場合、初診料、入院日数に応じた入院料、がんの手術料、検査料、薬剤料等が加算され、医療機関は、その合計額から患者の一部負担金を差し引いた額を審査支払機関から受け取ることとなります。保険者は、審査支払機関の審査済請求書に基づいて、審査支払機関に対して医療費の請求金額を支払います。

　診療報酬は、医療の進歩や経済状況とかけ離れないよう通常2年に1度改定（見直し）されます。具体的には、診療報酬は2年に1度、厚生労働大臣が厚生労働省に設置した中央社会保険医療協議会（中医協）において改定の必要性について審議された後に、諮問・答申を経て、厚生労働大臣が定めることになっています。

Q.8 医療機関が診療報酬請求する権利はいつまで行使できますか。

　改正前の民法では、医療費は、民法第170条第1号の「医師や助産師の報酬」に該当するとされ、3年の経過によって消滅時効が完成するとされていました。しかし、2020年4月1日に施行された改正民法では、

職種別の消滅時効の規定が廃止され、以下の通り規定されました。

> **【改正民法】**
>
> （第 166 条）
>
> 1　債権は、次に掲げる場合には、時効によって消滅する。
>
> 一　債権者が権利を行使することができることを知った時から 5 年間行
> 使しないとき。
>
> 二　権利を行使することができる時から 10 年間行使しないとき。

　したがって、診療報酬の請求については、権利を行使することができることを知った時（具体的には「診療行為が終了した時」と考えられます）から 5 年の経過によって時効が完成します。このように、民法改正によって診療報酬を請求できる期間がより長くなりました。

Q.9 審査支払機関による審査とは どのようなものですか。

　審査支払機関（支払基金、国保連合会）は、レセプトの審査を行い、診療報酬を支払うことを主な業務としています。

　審査支払機関は、保険医療機関からの診療報酬請求に対し、レセプトをチェックして療養担当規則や診療報酬点数表等の保険診療のルールに適合しているか否かを確認し、審査します。審査は、レセプト電算システムによるコンピュータチェック、事務職員によるチェック、審査委員会によるチェックの形で行われます。

　レセプトが審査支払機関に提出されると、まずレセプト電算システムによるコンピュータチェックが実施されます。コンピュータチェックは、患者名、保険者番号、記号・番号の記載漏れ等の事務的な誤りをチェックするとともに、保険診療のルールに適合しない可能性がある診療内容

等をピックアップします。コンピュータチェックで事務的な誤りが発見された場合には、事務職員が確認し、保険医療機関に「返戻」されます（後述）。また、保険診療のルールに適合しない可能性がある診療内容等が発見された場合には、電子付せんが貼りつけられます。

コンピュータチェックの後は、事務職員がチェックをします。コンピュータチェックによって電子付せんが貼りつけられた部分や、コンピュータによるチェックが及ばない部分を事務職員が確認します。事務職員によるチェックでは、保険診療のルールに適合せず減点すべきと判断される箇所に付せんが貼りつけられます。

その後、診療担当者を代表する者（医師会、歯科医師会、薬剤師会から推薦を受けた者）、保険者を代表する者、学識経験者で構成される審査委員会がチェックを行います。審査委員は、コンピュータチェック、事務職員によるチェックを経てピックアップされた箇所を重点的に確認します。

こうした審査の結果、レセプトの記載内容に誤りがあったり、病名に対する不適切な診療内容・投薬があり、診療報酬請求が保険診療のルールに適合しないと判断された場合には、請求点数が減点されます。この減点・減額措置を「査定」と言います。査定された場合には、増減点連絡書（Q.17）等の文書で通知されます。

また、患者の保険者番号の誤記、患者名・性別・生年月日の誤記、診療内容と病名の不一致等の事務的な誤りやレセプト記載内容の不備があり、医療行為の適否が判断し難い場合、支払審査機関がレセプト原本を医療機関に差し戻します。これを「返戻」と言います。この場合、医療機関は記載内容を再確認し、修正や注記を行って、レセプトを翌月に再提出することにより、診療報酬を請求することが可能です。

こうした審査支払機関の審査に不服がある場合の対応については、Q.18を参照してください。

Q.10 施設基準の届出とはどういうものですか。

　診療行為の中には、保険医療機関が一定の人員や設備を満たし、その旨を地方厚生局に届け出て初めて点数を算定できるものがあります。この満たすべき人員や設備を「施設基準」と言い、地方厚生局へ施設基準を届け出ることを「施設基準の届出」と言います。

　施設基準は、診療報酬点数表とは別に厚生労働大臣告示が定められ、細かい取り扱いが通知で示されています。施設基準の届出が必要なものには、点数表に「別に厚生労働大臣が定める施設基準に適合しているものとして保険医療機関が地方厚生局等に届け出た……」という一文が入っています。

Q.11 審査支払機関による審査の基準はどのようなものですか。

　保険診療は、保険制度内で認められる制限診療です。そのため、審査に際しては、請求された内容が、健康保険法等で定められる「具体的な保険が認める範囲内にあるかどうか」が確認されます。

　その1つが、健康保険法第76条第4項の定める「厚生労働省令」、すなわち、療養担当規則に合致しているかどうかです。

　また、健康保険法第76条第2項では、「療養の給付に要する費用の額は、厚生労働大臣が定めるところにより、算定するものとする」とされており、点数表、薬価基準、特定医療材料、疑義解釈等に照らして、請求が適正になされているかが審査されます。

【健康保険法】

(第76条)

　保険者は、療養の給付に関する費用を保険医療機関又は保険薬局に支払うものとし、保険医療機関又は保険薬局が療養の給付に関し保険者に請求することができる費用の額は、療養の給付に要する費用の額から、当該療養の給付に関し被保険者が当該保険医療機関又は保険薬局に対して支払わなければならない一部負担金に相当する額を控除した額とする。

2　前項の療養の給付に要する費用の額は、厚生労働大臣が定めるところにより、算定するものとする。

3　保険者は、厚生労働大臣の認可を受けて、保険医療機関又は保険薬局との契約により、当該保険医療機関又は保険薬局において行われる療養の給付に関する第1項の療養の給付に要する費用の額につき、前項の規定により算定される額の範囲内において、別段の定めをすることができる。

4　保険者は、保険医療機関又は保険薬局から療養の給付に関する費用の請求があったときは、第70条第1項及び第72条第1項の厚生労働省令並びに前2項の定めに照らして審査の上、支払うものとする。

5　保険者は、前項の規定による審査及び支払に関する事務を社会保険診療報酬支払基金法（昭和23年法律第129号）による社会保険診療報酬支払基金（以下「基金」という。）又は国民健康保険法第45条第5項に規定する国民健康保険団体連合会（以下「国保連合会」という。）に委託することができる。

6　前各項に定めるもののほか、保険医療機関又は保険薬局の療養の給付に関する費用の請求に関して必要な事項は、厚生労働省令で定める。

Q.12 | 支払基金からの呼び出しとはどのようなものですか。

　支払基金からの呼び出しとは、審査委員会が診療報酬請求書の審査のため必要があると認めるときに、厚生労働大臣の承認を得て、当該診療担当者に対して出頭及び説明を求め、報告をさせ、または診療録その他の帳簿書類の提出を求めることです。医療機関がこの呼び出しや資料提出を拒否した場合は、支払基金が診療報酬請求の支払を一時差し止めることができるという罰則規定もあります。このような呼び出しは、当然、医療機関にとって負担となりますが、支払基金は医療機関等に対して、被保険者証等の確認、診療録（カルテ）等への転記（入力）誤り及び記入漏れの防止等について支部広報誌等を活用して注意喚起していますので、普段からそれらの事項に留意するよう心がけましょう。

【支払基金法】

（第18条）

　審査委員会は、診療報酬請求書の審査のため必要があると認めるときは、厚生労働大臣の承認を得て、当該診療担当者に対して出頭及び説明を求め、報告をさせ、又は診療録その他の帳簿書類の提出を求めることができる。

2　前項の規定によつて、審査委員会の請求により出頭した診療担当者に対しては、基金は、定款の定めるところにより、旅費、日当及び宿泊料を支給する。但し、その提出した診療報酬請求書、報告書又は診療録その他の帳簿書類の記載が不備又は不当であつたため出頭を求められて出頭した者に対しては、この限りでない。

3　前2項において診療担当者とあるのは、第15条第1項第4号、第2項及び第3項に規定する医療を担当する機関の提出する診療報酬請求書に関する場合においては、当該機関とする。

（第19条）

　前条第1項の規定により審査委員会の要求があつた場合において、診療担当者が、正当の理由がなく、出頭若しくは説明を拒み、報告をせず、又は診療録その他の帳簿書類の提出を拒んだときは、基金は、厚生労働大臣の承認を得て、その者に対して、診療報酬の支払を一時差し止めることができる。

Q.13 縦覧点検、突合点検とはどのようなものですか。

　縦覧点検とは、同一保険医療機関に係る同一患者において、当月分の医科レセプトまたは歯科レセプトと直近6ヵ月分の複数月のレセプトの組み合せを対象とし、診療行為（複数月に1回を限度として算定できる検査、患者1人につき1回と定められている診療行為等）の回数等の点検を行うことを言います。

　これに対し、突合点検とは、電子レセプトで請求された同一患者に係る同一診療（調剤）月において、医科レセプトまたは歯科レセプトと調剤レセプトの組み合せを対象とし、医科レセプトまたは歯科レセプトに記載された傷病名と調剤レセプトに記載された医薬品の適応、投与量及び投与日数の点検を行うことを言います。

Q.14 審査支払機関はどのような点を見て、優先的に審査する医療機関を選別しているのですか。

　審査支払機関は、医療機関が健康保険法、療養担当規則、診療報酬点数表等の保険診療のルールに従っているかどうかを見ています。具体的には、レセプトの平均点数、診療傾向、これまでの審査の実績を考慮し

て、優先的に審査する医療機関を選別しています。

　査定や返戻があるにもかかわらず漫然と同じような請求（診療）を繰り返せば、審査支払機関から地方厚生局に情報提供がなされ、個別指導の対象となり得るため、注意が必要です。

Q.15 レセプトを点検する際、医療機関はどのような点に気をつけるべきでしょうか。

　レセプト点検のポイントとして、厚生労働省による「保険診療の理解のために（医科）」では、以下の事項が挙げられています。

　審査支払機関への提出前には、診療録等と照合し、記載事項に誤りや不備等がないか十分に確認する必要がある。

　以下に、保険医がレセプト点検の際に注意すべき留意点の一例を示す。これらはあくまで参考であり、医療機関の診療体制の実態に応じて、適切なレセプトチェック体制を院内全体で確立する必要がある。

（レセプト点検時の注意点の一例）

①傷病名

・診療録に記載（あるいは医療情報システムに登録）した傷病名と一致しているか。

・査定等を未然に防ぐことを目的とした実態のない架空の傷病名（いわゆる「レセプト病名」）が記載されていないか。

・疑い病名、急性病名等が長期間にわたり放置されていないか。

・診療開始日が、レセプトと診療録とで一致しているか。

②請求内容

・レセプトの請求内容は、診療録の診療内容と一致しているか。

・診療録への必要記載事項が定められた項目の請求については、必要な事項がきちんと診療録に記載されているか。

・医師がオーダーしていない医学管理等が算定されていないか。また、同一の医学管理等が、入院と外来とで重複して算定されていないか。
・中止、取消した薬剤等が誤って算定されていないか。また、処置等に用いた薬剤を投薬欄に記載するなど、誤った場所に記載されていないか。
・処置名、術式は、実際に行った診療内容と合致しているか。

とくに、「病名転帰」や「診察料」「医学管理料」の記載に注意してください。

Q.16 レセプト上の傷病名や請求項目のみでは診療内容に関する説明が不十分と思われる場合は、どうすればよいですか。

レセプトの内容は、診療録に記載された内容と整合性が取れている必要があります。診療録に記載されている事柄が、保険請求の根拠だからです。「病名」だけではそのレセプトの内容が推測できない場合には、査定されてしまいます。これを避けるために、診療から保険請求に至った経緯について「症状詳記」を作成し、レセプトに添付する必要があります。

この際、検査データ等の客観的・具体的事実を簡潔明瞭に記載してください。また、客観的事実（検査結果等）を中心に記載し、診療録の記載やレセプトの内容と矛盾しないことを心がけてください。

一般的に、以下の点に注意して症状詳記を記載してください。

・長文を避ける。
・要点のみを記載する。
・横文字や略語を避ける。
・検査データから、医学的必要性があったことを記載する。
・手書きの場合には、読みやすく丁寧な文字で記載する。

Q.17 増減点連絡書とは何ですか。

　審査支払機関による査定の内容と事由が記載された書面を増減点連絡書と言います。増減点連絡書には、査定（減点）の内容と事由が記載されています。

　増減点連絡書の「事由」は、以下の記号ごとに分類されています。

A	医学的に保険診療上適応とならないもの
B	医学的に保険診療上過剰・重複となるもの
C	A・B以外の医学的理由により適当と認められないもの
D	告示・通知の算定要件に合致していないと認められるもの
F	固定点数が誤っているもの
G	請求点数の集計が誤っているもの
H	縦計計算が誤っているもの
K	その他

　原則として、この「事由」を確認することで、査定の理由を把握することができます。増減点連絡書の様式については、社会保険診療報酬支払基金ホームページで確認することができます。

Q.18 審査支払機関の審査に対して不服がある場合の再審査請求とはどのようなものですか。

　保険医療機関は、審査の結果、査定（減点）された場合、異議申立てを行うことができます。この異議申立ては、一般的に再審査請求と呼ばれています。再審査請求があった場合、審査支払機関の再審査部会で審

査されます。

　手続が煩瑣であるとか、審査支払機関から目を付けられないか不安であるといった理由から再審査請求を敬遠する保険医療機関もあるかもしれません。しかし、再審査請求は正当な権利行使ですし、審査支払機関の査定が誤っている場合にそのまま放置すれば、その後も誤った査定をされ続けることになりかねません。また、増減点連絡書に記載された事由だけでは、査定事由が医学的に不要な治療と判断されたのか、それとも保険診療上不適当と判断されたのかが判然としない場合があります。そのため、保険診療のルールに適合しているにもかかわらず査定されたなど、審査支払機関の査定が不合理であると考えられる場合には、積極的に再審査請求を検討してください。

　再審査請求を行うにあたっては、増減点連絡書の記載から、査定が行われた理由を把握することが重要です。増減点連絡書に書かれた事由のみでは査定の理由がよくわからないという場合には、審査支払機関に対して問い合わせをするなどして、きちんとした理由を確認すべきです。

　査定の理由を把握したうえで、誤った査定、不合理な査定であることが明らかになった場合には、誤った査定であることの根拠を示し、再審査請求を行いましょう。

第 2 章

指導と監査

Q.19 地方厚生局による指導には どのようなものがありますか。

指導は、集団指導、集団的個別指導、個別指導の３種に分類されます。また、個別指導には、新規指定の保険医療機関を対象とした個別指導と、既指定の保険医療機関を対象とした個別指導の２つがあります。本書では、前者を「新規個別指導」、後者を「通常の個別指導」と記載します。

（1）集団指導

新規指定の保険医療機関に対して実施されるもの、診療報酬改定時に説明会としての意味合いで実施されるもの等があり、講習会、講演会の形式で実施される指導です。集団指導への出席を拒否した場合でも、特段のペナルティはありません。

（2）集団的個別指導

レセプト１件あたりの平均点数が高い保険医療機関を対象として実施される指導です。診療録の持参義務はなく、自主返還（後述）を求められることもありません。

（3）新規個別指導

開業後概ね６ヵ月を経過した保険医療機関を対象として実施される個別指導です。指導日の１ヵ月前に通知があり、さらに指導日の１週間前に指導の対象となる患者名が通知され、診療所の場合は 10 名、病院の場合は 20 名が指定されます。対象となる患者の診療録等の持参義務があります。対象となったレセプトのうち適正でないと判断されたものは、自主返還の対象となります。

（4）通常の個別指導

　第三者からの情報提供があった場合、レセプトが高点数の場合等に実施されるものです。指導日の1ヵ月前に通知があり、指導の対象となる患者名については、指導日の1週間前に20名、指導日の前日に10名が指定されます。対象となる患者の診療録等の持参義務があります。個別指導の結果、診療内容または診療報酬請求に不当があると指摘された事項と同様の診療報酬について、1年間さかのぼって自主返還するように求められます。

　自主返還とは、個別指導の結果、診療内容や診療報酬の請求に不当が認められる場合、保険医療機関に対し、自主点検のうえ受領済みの診療報酬を返還することが求められるものです。「自主」返還とは言うものの、実際には半ば強制的に返還を求められます。自主点検したうえで返還した金額が少ない場合には、差し戻されて、地方厚生局が想定している金額の返還を求められることになります。

　集団的個別指導、新規個別指導、通常の個別指導について正当な理由なく出席しない場合の取扱いについては、**Q.30** を参照してください。

Q.20 ｜ 指導と監査の違いについて教えてください。

　指導は、保険医療機関に対して、「保険診療の取扱い、診療報酬の請求等に関する事項について周知徹底することを主眼」として実施されます。これに対し、監査は、保険医療機関に対する行政措置（取消処分、戒告、注意）を念頭に置いて実施される点で、両者は決定的に異なります。

　指導は、すべての保険医療機関が対象とされます。これに対し、監査は、保険診療の内容や診療報酬請求について不正または著しい不当が疑

われる保険医療機関が対象となります。また返還金については、指導においては原則として1年間分の自主返還が求められます。一方、監査においては過去5年間分の返還が求められます。

　このように、指導は教育的な目的で行われるのに対し、監査は不正または著しい不当に対する制裁として実施されるという違いがあります。

　2018年度において、通常の個別指導の対象となった保険医療機関等が4724件（医科1653件、歯科1332件、薬局1739件）、監査の対象となった保険医療機関等が52件（医科16件、歯科28件、薬局8件）、取消処分または取消処分相当となった保険医療機関等が24件（うち取消処分相当10件）です。このように、監査の対象となる保険医療機関等の数は、通常の個別指導の対象となる保険医療機関の数より圧倒的に少ないのに対し、監査の対象となった保険医療機関の約半数が取消処分または取消処分相当になっていることからも、監査が取消処分等の行政措置を念頭に置いた厳しい手続であることがおわかりいただけると思います。

　そのため、保険医療機関としては監査の対象とされないよう、日頃から保険診療のルールについてきちんと理解しておくことが何より重要です。

Q.21　集団的個別指導とはどのようなものですか。

　集団的個別指導とは、「集団に対する指導」と「各保険医療機関に対する個別の指導」を行うものとされています。ただ、現在、各保険医療機関に対する個別の指導はほとんど実施されておらず、2時間ほどの集団に対する講習形式の指導のみが実施されるのが通常です。

　集団的個別指導を正当な理由なく拒否した場合には、個別指導の対象とされますので、注意が必要です。

　集団的個別指導の対象とされた場合、実施日の約 1 ヵ月前に開設者宛に通知が送られてきます。

　集団的個別指導においては、診療録を持参する必要はなく、診療報酬について自主返還を求められることもありません。なお、集団的個別指導を受けた翌年度は経過観察とされ、翌年度においても高点数であった場合には個別指導の対象とされることがあります。

　集団的個別指導においては、現在、直ちに監査や取消処分に進むことはほとんどありません。したがって、集団的個別指導の対象とされたからといって必要以上に心配する必要はありません。

　また、集団的個別指導の対象とならないようにするために、実際に行った診療について請求しないなどという対策をとる必要はありません。きちんと適正な診療報酬請求をしているのであれば何も問題はありません。できるだけ集団的個別指導を回避したいという気持ちはわかりますが、それによって萎縮した結果、患者にとって必要な診療を避けてしまうことも起こり得ます。その意味でも、集団的個別指導を過度に警戒する必要はありません。

Q.22　集団的個別指導の対象となるのはどのような場合でしょうか。

　集団的個別指導は、各都道府県における 17 の類型区分ごとに、レセプト 1 件あたりの平均点数が、都道府県の平均点数の 1.2 倍（病院の場合 1.1 倍）で、かつ上位 8 ％の保険医療機関を対象として実施されます。この要件に当てはまる場合、繰り返し集団的個別指導の対象となる可能性があります。

　17 の類型区分とは、すべての保険医療機関を、病院について 3 区分、医科診療所について 12 区分、歯科診療所について 1 区分、調剤薬局について 1 区分に類別したものです（表 1 ）。

表1　保険医療機関の類型区分

病院
一般病院
精神病院
臨床研修指定病院・大学附属病院・特定機能病院

医科診療所
内科（人工透析を行うもの）
内科（人工透析を行うものを除き、呼吸器科、消化器科、
　　胃腸科、循環器科、アレルギー科、リウマチ科を含む）
内科（在宅療養支援診療所）
小児科
精神・神経科（神経内科、心療内科を含む）
外科（呼吸器外科、心臓血管外科、脳神経外科、小児外
　　科、肛門科、麻酔科を含む）
整形外科（理学療法科、リハビリテーション科、放射線
　　科を含む）
皮膚科（形成外科、美容外科を含む）
泌尿器科（性病科を含む）
産婦人科（産科、婦人科を含む）
眼科
耳鼻咽喉科（気管食道科を含む）

歯科診療所

調剤薬局

　これらの都道府県における類型区分ごとの平均点数は、都道府県の地方厚生局等のホームページで公表されています。自身の平均点数については、保険医療機関の開設者、管理者が地方厚生局に電話等で照会することで確認できます。

　電話等で照会すると地方厚生局から目を付けられてしまうのではないかと心配になるかもしれませんが、そのようなことはありません。むしろ、保険医療機関が自身の平均点数をきちんと把握しようとする姿勢は評価されるべき事柄ですので、きちんと確認しておくことをお勧めします。

Q.23 集団的個別指導ではどのような準備を すればよいでしょうか。

　集団的個別指導においては、現在、保険医療機関に対する個別の指導はほとんど実施されておらず、集団に対する講習形式で行われる場合にはレセプトの指導もないため、特段の準備は必要ないと思われます。

　ただ、地方厚生局から講習形式の指導を受ける機会はある意味で貴重であり、保険診療に関して正しい理解をするためのよい機会であると捉えることができます。そのため、より充実した指導を受けるために、事前に、最低限、保険診療のルールを改めて確認しておくことをお勧めします。

　なお、万が一、個別の指導が実施される場合には、対象となるレセプトを指定されます。その場合には、当該レセプトに対応する診療録を確認したうえで、指導内容の想定問答を準備するなどして的確な回答ができるようにしておくことが重要です。

Q.24 新規個別指導とはどのようなものですか。

　新規個別指導は、新規の指定から6ヵ月～1年以内の保険医療機関を対象として、教育的な指導を念頭に実施されます。

　指導の時間は、1時間程度です。

　対象となるレセプトは、概ね直近6ヵ月間の連続した2ヵ月です。

　対象となる診療録は10件で、個別指導の期日の1週間前にFAX等で指定されます。

　指導の方法としては、技官である指導医療官が、レセプトをもとに、点数表上の算定要件を満たしているか、診療録に記載すべき事項が記載

されているか等のほか、治療内容に関する事柄を確認します。これに対し、保険医療機関側が診療録を確認しながら回答していくという形で進められます。

　指導後は、診療録の記載、診療内容、診療報酬請求等について口頭で講評がなされ、後日、同内容について文書で送付されます。

　新規個別指導の評価としては、「概ね妥当」「経過観察」「再指導」「要監査」の4つがあります。「概ね妥当」の場合には、個別指導はそれで終了します。「経過観察」の場合には、指導を受けた点が改善されているかどうかについて、6ヵ月～1年程度、改善報告書の提出が求められ、受理後数ヵ月間、レセプト等により改善状況を確認されます。改善されていると判断された場合には個別指導は終了となり、改善されていないと判断された場合には、再度、個別指導の対象とされます。「再指導」の場合には、1年以内に再度の個別指導が実施されます。「要監査」の場合には、監査手続に進むことになります。

　なお、個別指導の途中でも、診療内容または診療報酬請求について明らかに不正または不当が疑われる場合には指導を中止し、監査を行うことができるとされています。

Q.25　新規個別指導ではどんな点に注意すべきでしょうか。

　新規個別指導は基本的に教育的な指導を念頭に置いた指導であり、すべての保険医療機関が対象となることから、通常の個別指導ほど心配する必要はありません。

　ただ、開業直後で、保険診療の基本的なルールについての理解が不十分なために、知らないうちに療養担当規則等に違反してしまっている場合も少なくありません。そのために、教育的な指導を目的とする新規個別指導にもかかわらず、その場で思わぬ重大な違反が発覚することも起

こり得ます。

　新規個別指導でも、通常の個別指導と同様、指導の結果、「概ね妥当」「経過観察」「再指導」「要監査」という4つの評価のうち「要監査」と評価されると、監査手続に移行してしまう場合があります。

　また、指導中でも診療内容または診療報酬の請求について明らかに不正または著しい不当が疑われる場合には、指導を中止して直ちに監査を行うことができるとされています。そのため、新規個別指導だからといって油断せず、指定された10件の診療録やレセプトを確認し、療養担当規則等のルールに違反していないかを確認するなどして準備をしておくことが重要です。

　とはいえ、保険医療機関が時間的な制約のなかでそうした準備をみずから行うことはなかなか難しく、保険診療に精通している弁護士等の専門家に相談して対応することをお勧めします（弁護士の帯同については**Q.31**参照）。

Q.26 通常の個別指導とはどのようなものですか。

　通常の個別指導は、新規指定の保険医療機関に対して一律に実施される新規個別指導と異なり、個別の理由によって選定された保険医療機関に対して実施されるものです（個別の選定理由については**Q.27**参照）。

　指導の時間は、2時間程度です。

　対象となるレセプトは、概ね直近6ヵ月間の連続した2ヵ月です。

　対象となる診療録は30件で、個別指導の期日の1週間前にFAX等で20名、前日に10名が指定されます。

　指導の方法、指導後の流れ、個別指導の評価については、新規個別指導と同様になりますので、**Q.24**を参照してください。個別指導の途中でも、診療内容または診療報酬請求について明らかに不正または不当が

疑われる場合には指導を中止し、監査を行うことができる点も新規個別指導と同様です。

Q.27 通常の個別指導の対象となるのはどのような場合でしょうか。

　通常の個別指導の対象とされるきっかけとして、主に、①第三者からの情報提供があった場合、②レセプト1件あたりの点数が高い場合、の2つがあります。

　①については、審査支払機関、保険者、被保険者のほか、従業員や元従業員からの情報提供による場合があります。最も多いのは、解雇等の労働問題をめぐる従業員とのトラブルから情報提供が行われる場合と思われます。そのため、普段から、保険診療のルールを遵守するのはもちろんのこと、従業員との円満な関係を築いておく必要があります。仮に退職や解雇に関する問題が生じた場合でも、きちんと法的に解決して、後に禍根を残さないように対応しておくことが極めて重要です。

　②については、具体的には、集団的個別指導の対象となった保険医療機関で翌年度も高点数である場合に選定されます。

Q.28 通常の個別指導の対象となった場合、どのような準備をすればよいでしょうか。

　地方厚生局は、何らかの理由によって、保険医療機関を通常の個別指導の対象として選定します。ですから、まずは選定された理由を検討することが重要です。

　選定された理由がわかれば、地方厚生局による指導の目的がわかります。指導の目的がわかれば、指導当日に指摘を受けそうな事項をある程

度特定することができます。

　Q.27 で述べたように、通常の個別指導の対象となる理由として、第三者からの情報提供、レセプトが高点数という 2 点が考えられます。それ以前に集団的個別指導の対象となっている場合には、単にレセプトが高点数であることが理由である可能性が高いと言えます。

　これに対し、第三者からの情報提供の場合には、保険診療のルールに違反している等の具体的な情報がもとになっているのが通常です。したがって、誰からどのような情報提供があったのかについてあらゆる可能性を検討することが重要になります。この時点で、選定された理由を把握し、指摘を受ける可能性が高い事項を把握することができれば、事前に対象となりそうな診療録を確認し、地方厚生局からの指摘や質問を想定し、それに対し的確に回答し対応できるよう準備することができます。

　もちろん、個別指導の通知を受けた時点では、選定された理由が思い当たらないケースも少なくありません。その場合には、1 週間前に指定される 20 名の患者の情報から、地方厚生局の指導の目的や具体的な指摘事項等を把握する必要があります。具体的には、個別指導では、指導日の概ね 6 ヵ月前の連続する 2 ヵ月のレセプトが指導対象とされることから、指定された 20 名の患者について来院した月を抽出することで、ほぼ全員が来院している連続した 2 ヵ月を推定することができます。そして、その 2 ヵ月について 20 名の診療録を確認することで、地方厚生局の指導の目的や具体的な指摘事項等を把握することが可能です。そのうえで、保険診療のルールに照らし、想定される指摘や質問事項を事前に把握し、どのような回答、対応をするかを検討する必要があります。

　ただし、多忙な保険医療機関の開設者、管理者が、指導日までの短期間において、日常的な診療業務を行いながらこうした確認、検討の作業をみずから行うことは現実的に難しいと思われます。そのため、個別指導への帯同経験が豊富な弁護士をはじめとする専門家に相談するなどして、一緒に対応してもらうことをお勧めします。

Q.29 | 保険医療機関が通常の個別指導を受けた場合のリスクを教えてください。

通常の個別指導では、新規個別指導と異なり、結果次第では、監査手続（Q.33）や聴聞手続（Q.48）に移行してしまうリスクがあります。そのため、経営者である院長以下すべてのスタッフが対応にあたることとなります。通常の個別指導は、約1ヵ月の間に、診療録やレセプト、日計表等の必要書類の準備を行うことから、医療事務スタッフのみならず、医師、歯科医師、看護師、歯科衛生士を含めて対応にあたることとなり、相当の労力を要します。実際に、あるドクターは、ほとんど寝ないで準備を行ったそうです。

準備期間内には通常業務も同時に行わなければならないことから、スタッフは疲弊し、個別指導が来るようなクリニックは辞めてしまいたいと考えるスタッフが増える可能性があります。通常の個別指導を体験すると、仮に監査や聴聞の危機を乗り切ったとしても、このように離職を考えるスタッフが増え、医院運営にも支障が生じてしまいます。したがって、通常の個別指導を回避することが望ましいと言えます。

仮に通常の個別指導の通知が来てしまった場合には、専門家の力を借り、負担を軽減することをお勧めします。

Q.30 | 集団的個別指導、新規個別指導、通常の個別指導を拒否することはできますか。

いずれも正当な理由なく拒否することはできません。

集団的個別指導、新規個別指導を正当な理由なく拒否した場合には、通常の個別指導の対象となります。また、通常の個別指導を正当な理由なく拒否した場合には、監査の対象となります。

ただし、正当な理由がある場合には期日の変更を申し出ることができます。正当な理由と認められるケースとしては、①開設者、管理者が入院中で出席できない場合、②個別指導の通知前に海外渡航しており、期日までに帰国できない場合、③親族の冠婚葬祭、④天災その他やむを得ない事情により出席できない場合、⑤保険医等が災害救助法の適用を受けた市町村で医療支援等に従事しているため指導に出席できない場合、とされています。

Q.31 集団的個別指導、新規個別指導、通常の個別指導において、弁護士に帯同してもらうことはできますか。また、弁護士が帯同することで不利益を被ることはありませんか。

集団的個別指導、新規個別指導、通常の個別指導いずれも保険医療機関から委任を受けた弁護士が帯同することが認められています。具体的には、保険医療機関から弁護士に対する委任状、地方厚生局に対する帯同申出書を提出することで、弁護士が帯同することが可能となります。

弁護士が帯同することで不利益に取扱われることはありません。むしろ、弁護士の帯同により適正な個別指導の実施が期待できるうえ、高圧的、威圧的な個別指導を防止することができます。

ただし、集団的個別指導については、現在、集団に対する講習形式の指導のみが実施される場合がほとんどであり、弁護士が帯同する必要性が乏しいと思われます。

Q.32 個別指導において、地方厚生局から診療録をコピーさせてほしいと言われました。応じないといけないのでしょうか。

応じる必要はありません。

個別指導において、地方厚生局が保険医療機関の診療録を謄写できる

権限はありません。また、保険医療機関が診療録の謄写に応じる義務も
ありません。むしろ、診療録等の持参物のコピーをとられることで、地
方厚生局に本来開示する必要のない情報まで与えることになりますので、
保険医療機関にとってメリットはまったくありません。

　地方厚生局からの要望であるからといって受け入れる必要はありませ
んし、法的義務がない事柄に応じなかったからといって不利益な処分を
受けることはありません。

Q.33 監査とはどのような手続ですか。

　監査とは、保険診療の内容や診療報酬の請求について、架空請求等の
「不正」や「著しい不当」が認められる場合に、保険医療機関の指定や
保険医としての登録の取消などの行政措置を前提に行われる手続です。

【健康保険法】

（第78条）

　厚生労働大臣は、療養の給付に関して必要があると認めるときは、保
険医療機関若しくは保険薬局若しくは保険医療機関若しくは保険薬局の
開設者若しくは管理者、保険医、保険薬剤師その他の従業者であった者
（以下この項において「開設者であった者等」という。）に対し報告若し
くは診療録その他の帳簿書類の提出若しくは提示を命じ、保険医療機関
若しくは保険薬局の開設者若しくは管理者、保険医、保険薬剤師その他
の従業者（開設者であった者等を含む。）に対し出頭を求め、又は当該職
員に関係者に対して質問させ、若しくは保険医療機関若しくは保険薬局
について設備若しくは診療録、帳簿書類その他の物件を検査させること
ができる。

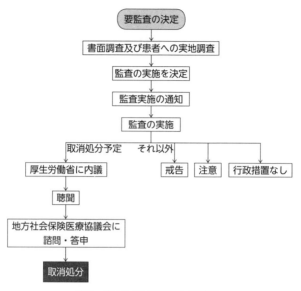

図1　監査から行政措置までの流れ

　監査は、取消処分等の行政措置を念頭に置いた手続である点で、個別指導と異なります。

　地方厚生局が保険医療機関を監査の対象としようとする場合、まず、事前調査として、レセプトの調査のほか、患者等に対する実地調査を行います。事前調査を踏まえ、監査を実施すべきと判断した場合には、監査の実施を決定したうえ、保険医療機関に対し、監査実施通知を行います。そして監査を実施したうえで、取消処分、戒告、注意、行政措置なし等の処分を決めます。

　取消処分とすべきと判断された場合には、厚生労働省保険局長に内議したうえ、行政手続法に基づく聴聞手続を行い、地方社会保険医療協議会への諮問・答申等を経て取消処分が行われます（図1）。

Q.34 | 監査における地方厚生局の権限は どのようなものでしょうか。

　地方厚生局の監査における権限としては、健康保険法第78条第1項に定められたいわゆる質問検査権があります。

> **【質問検査権】**
> ①保険医療機関等に対し、診療録、帳簿書類の提出若しくは提示を求めることができる。
> ②保険医療機関等の開設者等に対し出頭を求め、質問をすることができる。
> ③保険医療機関等に設備若しくは診療録、帳簿書類その他の物件を検査することができる。

　この質問検査権については、「犯罪捜査のために認められたものと解釈してはならない」（健康保険法第78条第2項、同第7条の38第3項）とされています。しかし、実際には、保険医療機関側が診療録、帳簿書類等の提出命令に従わない場合や、出頭拒否、質問拒否、検査拒否をした場合には取消事由になるとされているため、保険医療機関側としては従うよりほかありません。そのため、監査において地方厚生局は、捜査機関の強制捜査に近い強大な権限を有していると言わざるを得ません。

Q.35 | 患者に対する実地調査は どのように行われるのでしょうか。

　地方厚生局は、監査前の調査として、患者に対する実地調査を実施し

ます。

　一般的には、地方厚生局から患者に郵便物を送付し、アポイントをとり、患者の自宅等でヒアリング等の調査を行います。

　この患者に対する調査は、監査の対象となる保険医療機関に関する調査であることを明かさずに実施されますが、継続的に通院している患者からすれば、どの保険医療機関に関する調査であるかはだいたい察しがつくものです。そのため、患者に対する実地調査は、医療機関の風評にも影響するおそれがあります。

　また、実地調査は地方厚生局と患者の間で行われ、医療機関側が立ち会う機会はないため、実際にどのようなやりとりがなされているかはブラックボックスと言うほかありません。

　実地調査の結果については、受診状況調査書という書面の形でまとめられます。この受診状況調査書は、監査後に聴聞手続が行われる場合には、開示請求することができます。

Q.36 監査の対象となるのはどのような場合でしょうか。

　監査の対象となる保険医療機関の選定基準は、以下の①〜④とされています。

①診療内容に不正又は著しい不当があったことを疑うに足りる理由があるとき。
②診療報酬の請求に不正又は著しい不当があったことを疑うに足りる理由があるとき。
③度重なる個別指導によっても診療内容又は診療報酬の請求に改善がみられないとき。
④正当な理由なく個別指導を拒否したとき。

③や④のように個別指導に対する姿勢を理由に監査に移行するケースもありますが、大半は、個別指導の結果、「要監査」と判断されて監査に移行するケースです。したがって、個別指導の中で①や②に該当すると判断され、監査の対象とならないよう対応することが重要になります。

Q.37 不正請求と呼ばれるものには、どのような種類がありますか。

　不正請求は、①架空請求、②付増請求、③振替請求、④二重請求、⑤重複請求、⑥その他請求の６つに分類されます。

①架空請求

　実際には診療していないのに診療をしたかのようにして請求することを言います。たとえば、来院していない患者、実際には行っていない診療について、診療したかのように装って請求するなどがこれにあたります。

②付増請求

　診療行為の回数や日数、数量、内容等を実際よりも多く請求することを言います。たとえば、実際には投薬７日分であるものを14日分とするなどの行為がこれにあたります。

③振替請求

　実際に行った診療内容を他の診療内容に振り替えて請求することを言います。たとえば、実際に行った診療よりも点数の高い別の診療を行ったことにして請求するなどがこれにあたります。

④二重請求

同一の診療について、患者から自費で料金を受領し、かつ、保険でも請求することを言います。

⑤重複請求

すでに請求したものを再度重ねて請求することを言います。

⑥その他請求

上記①～⑤以外の不正請求を指します。無資格者に診療行為をさせて保険請求をする、業務上の傷病についての保険請求をするといったケースがこれにあたります。

Q.38 | 監査はどのように実施されるのでしょうか。

監査においては、監査担当者である地方厚生局が、患者調査を実施した患者に対する診療を対象として、レセプトと診療録を突き合わせ、保険医療機関からの聴取によって事実確認を行い、患者個別調書（Q.42）等の書面を作成します。

患者個別調書には、患者ごと、診療年月ごとに、不正・不当とされた診療報酬請求の内容や金額等が記載されます。保険医療機関等は、不正・不当と判断された箇所に誤りがないかを確認し、弁明を記載していきます。このようにして、実地調査を実施した患者に対する診療について患者個別調書を作成し、その他の事項については、問答形式の聴取調書等の書面が作成されます。

地方厚生局は、監査で作成した患者個別調書等の書面を判断資料として、どのような行政措置を行うべきかを判断します。

Q.39 | 監査において弁護士に帯同してもらう メリットを教えてください。

　監査においては、保険医療機関から委任を受けた弁護士が帯同することが認められています。

　帯同する弁護士は、保険医療機関の開設者等に代わって弁明することは認められていません。また、帯同者である弁護士の言動が監査に支障をきたすと判断された場合には、退席を求められることもあります。

　このように帯同弁護士の権限は制限されていますが、監査期日において、保険医療機関の主張や意見に関する書面を提出することが認められています。これにより、帯同した監査の状況を踏まえて、保険医療機関にとって有利な主張や意見を述べることができます。

　なお、一般的には、地方厚生局は、帯同する弁護士の日程を考慮して監査期日を調整してくれる傾向にあります。ただし、監査期日の指定において、被監査者である保険医療機関が委任した弁護士の日程を考慮しなければならない法的義務はないとした裁判例（東京地方裁判所平成22年11月19日）もあるため、帯同する弁護士の日程を当然に考慮してもらえるものと考えることは禁物です。

Q.40 | 監査手続において 録音をすることはできますか。

　録音については、監査担当者である地方厚生局に対し申し出を行うことで許可されるのが一般的です。

　監査手続の内容を録音することで、恣意的かつ恫喝的な監査が行われることを防止することができます。また、録音により、監査担当者である地方厚生局の発言・見解を記録し、後でこれを検証することが可能に

なります。そのうえで、後日、書面等により、監査担当者の発言・見解の整合性について釈明を求めたり、矛盾点や不合理な点を指摘することができます。

　とりわけ、「不正又は著しく不当」と判断した根拠について確認し、録音で正確に記録しておくことは重要です。判断の根拠が不合理であったり、他の判断と矛盾しているような場合には、きちんと指摘することで、「不正又は著しく不当」の判断が撤回されることもあります。

　監査は、取消処分等の行政措置を念頭に置いていますので、取消処分に向けて手続が進む可能性を視野に入れ、その後の行政手続法上の聴聞手続、取消処分の取消を求める行政訴訟における防御活動を見据えておく必要があります。そのためにも、監査手続においてきちんと録音をして、地方厚生局の発言・見解を記録しておくことは重要です。

Q.41　開設者が持病により体調が優れない状態です。監査手続において何らかの配慮をしてもらえるのでしょうか。

　地方厚生局は、監査対象者の体調に配慮した監査を実施するのが通常です。

　監査は、取消処分等の行政措置を念頭に置いた手続であるうえ、午前中から午後5時頃までの長時間にわたり実施されるため、精神的にも肉体的にも過酷なものです。持病がある場合には、主治医の診断書を地方厚生局に提出し、持病に関する説明を行い、そのうえで、持病や体調に配慮した監査期日の指定、監査の進行（休憩等）を求めるべきです。

Q.42 患者個別調書とはどのようなものですか。

　患者個別調書は、177ページのような書式で作成されます。患者個別調書には、患者ごと、診療年月日ごとに、不正・不当とされた診療報酬請求の内容や金額等が記載されます。監査期日において、保険医に事実関係を確認し、弁明欄に保険医が弁明を記載して、署名・押印のうえ作成されます。

　基本的には、この患者個別調書を主な資料として不正・不当が認定され、監査後の措置が判断されます。そのため、患者個別調書の内容や金額等に誤りがないかを十分にチェックしたうえで、誤りがあれば指摘する必要があります。

　保険医の弁明を記載する弁明欄は非常に小さく、枠内にすべて記載しきれないこともあります。その場合、枠外に弁明を記載したり、場合によっては患者個別調書の裏面に弁明を記載することもできます。

　患者個別調書は監査後の行政措置の判断根拠となるだけでなく、後に取消処分となった場合、取消処分に対する取消訴訟を提起する際の訴訟資料にもなりますので、そのことを踏まえて弁明する必要があります。

Q.43 監査後の処分として、どのようなものがありますか。

　監査後の処分としては、①取消処分、②戒告、③注意の3つがあります。それぞれ、以下のいずれかに該当する場合になされます。

　①取消処分：以下のいずれかに該当する場合
　・故意に不正又は不当な診療を行ったもの。

・故意に不正又は不当な診療報酬の請求を行ったもの。

・重大な過失により、不正又は不当な診療をしばしば行ったもの。

・重大な過失により、不正又は不当な診療報酬の請求をしばしば行ったもの。

②戒告：以下のいずれかに該当する場合

・重大な過失により、不正又は不当な診療を行ったもの。

・重大な過失により、不正又は不当な診療報酬の請求を行ったもの。

・軽微な過失により、不正又は不当な診療をしばしば行ったもの。

・軽微な過失により、不正又は不当な診療報酬の請求をしばしば行ったもの。

③注意：以下のいずれかに該当する場合

・軽微な過失により、不正又は不当な診療を行ったもの。

・軽微な過失により、不正又は不当な診療報酬の請求を行ったもの。

　なお、2018 年度において監査の対象となった保険医療機関等が 52 件（医科 16 件、歯科 28 件、薬局 8 件）、取消処分または取消処分相当とされた保険医療機関が 24 件（取消処分相当 10 件）であり、監査の対象となった保険医療機関の約半数が取消処分または取消処分相当とされています。

Q.44 個別指導や監査の対象とならないようにするためには、どのような対策をすればよいでしょうか。

　個別指導や監査の端緒の多くは、現職員または元職員（看護師や医療事務等）からの内部告発、患者からの申告です。職員との間で労務トラブルを抱えるなどして恨みを買ったことで、本来受ける必要がない個別

指導や監査の対象となったり、最悪の場合には取消処分に発展してしまうおそれがあります。

　また、悪質な場合は、職員によって診療録が無断で持出されたり資料が破棄されたりすることもあり、その結果、療養担当規則第9条（帳簿等の保存）に反すると見なされてしまうことすら考えられます。

　こうしたことを防ぐため、開業した医師は、日ごろから看護師や医療事務等の職員との信頼関係を構築する必要があります。同時に、万が一にも嫌がらせ目的での情報漏洩がなされないよう、情報管理教育を徹底することが重要です（正当な事由に基づく内部通報は、後述のように公益通報者保護法により許容されています）。

　職員との間で労務トラブルが発生した場合には、すぐに、その職員の診療録等の院内資料への接近を制限するか、この職員の動きを慎重に把握して、情報漏洩がなされることがないように注意してください。

　医療機関がとり得る具体的対策として、以下が挙げられます。

（1）職員研修の実施

　医療機関内の職員向けの研修を実施し、診療録等の資料の無断持出しや破棄が刑事犯罪（窃盗や器物損壊等）になり得ることの周知を徹底し、情報漏洩を行った場合の法的リスクの理解を図ります。

　このような情報漏洩対策研修は、1回実施すればよいというものではなく、1年程度ごとに定期的に実施していくことが有効です。新入社員への研修を行う必要があることに加え、過去に研修を受けた職員も時間が経過するにつれ研修受講時の危機意識が薄くなってしまうので、重ねて研修を受けさせる必要があるためです。

（2）誓約書の作成

　情報漏洩等に関する「誓約書」を作成し、入社・退職時に職員に署名・押印してもらい、診療録をはじめとする院内資料の重要性を周知するとともに、情報漏洩を行った場合には損害賠償等の法的リスクがある

ことを認識させることで、資料の破棄や無断持出し等の違法行為を抑制することも効果的です。

　誓約書は、任意の意思に基づき取得する必要がありますので、密室で無理やり書かされたなどと言われないよう、誓約書を取得する際は、医療機関側は1名ではなく2名程度の人間が対応し、後々のトラブルが生じないようにしてください。また、逆に医療機関側の人数が多くなりすぎると、威圧されて書かされたと職員から言われるおそれがあるため、医療機関側は2名程度が適切です。

（3） 就業規則や秘密保持規程

　就業規則や秘密保持規程において、情報漏洩や書類の不当破棄や持出しを懲戒解雇事由や退職金不支給事由とすることでペナルティを示唆し、違法な情報漏洩等のリスクを防止することも有効です。医療機関で扱う情報は一般企業の情報とは異なりますので、就業規則や秘密保持規程では、各医療機関の特性に合わせて、漏洩禁止の対象となる秘密情報や、破棄や持出しが禁止される書類等を特定しましょう。具体的に例示しておくことで、職員もどのような行為が禁止されているのかを認識でき、情報漏洩等の防止を期待できます。

（4） 内部通報制度の確立

　適切な内部通報は、公益通報者保護法によって認められています。公益通報者保護法は、適法な内部通報に関しては、内部通報を理由に職員を解雇できないことなどを定めています。

　しかし、常に適切な内部通報がなされるとは限りません。きちんと内部通報制度が設置されていなかったために、行政やマスコミ等、外部への告発が直接なされるおそれがあります。

　そこで、違法な内部告発を防止するために、医療機関内に内部通報制度を構築することが重要です。そして、職員に対して、内部通報相談窓口が設置されていることや通報電話番号、外部委託している法律事務所

の存在やその電話番号を周知しておく必要があります。

医療機関内で内部通報制度を確立しておくことにより、突然、行政やマスコミといった外部への告発がなされることを回避することができます。また、職員が、内部通報制度が設置されているのにこれを利用せず、外部へ情報漏洩した場合、この情報漏洩が違法と判断される可能性が高くなります。さらに、医療機関内に内部通報制度が確立されていることで、職員による不正行為を抑制するというメリットも期待できます。

Q.45 | 取消処分とはどのようなものですか。

取消処分とは、監査の結果、違反の内容が著しいと判断された場合に、保険医の登録や保険医療機関の指定が取消となる処分です。

厚生労働省の監査要綱によると、以下のうち1つに該当すると判断された場合に、保険医登録や保険医療機関の指定が取消されます。

- ・故意に不正又は不当な診療を行ったもの。
- ・故意に不正又は不当な診療報酬の請求を行ったもの。
- ・重大な過失により、不正又は不当な診療をしばしば行ったもの。
- ・重大な過失により、不正又は不当な診療報酬の請求をしばしば行ったもの。

取消処分は、監査を実施した後、①厚生労働省保険局長への取消に係る内議、②行政手続法に基づく聴聞、③地方社会保険医療協議会への諮問や地方社会保険医療協議会の審議・答申を経て、地方厚生局長が最終的に取消処分を決定するという手続で行われます。

また、取消処分とならずに取消相当とされる場合もあります。これは、取消処分を行う前に、保険医療機関の指定の辞退や医療機関の廃止、あるいは保険医の登録の抹消に係る届出が提出されたこと等により行政処分を行うことができない場合に、取消処分と同等の取扱いとするもので

す。具体的には、取消相当となった日から原則 5 年間は再指定や再登録を行わないこととなります。

Q.46 保険医の登録や保険医療機関の指定を取消された場合、どうなるのでしょうか。

（1）再指定、再登録の拒否

取消処分となった日から原則 5 年間は、再指定や再登録が行われなくなります。

（2）公表・通知

地方厚生局は、取消処分となったことをホームページにおいて公表し、行政上措置を受けた保険医療機関等が所在、または保険医等が勤務する都道府県の健康保険組合連合会、医師会、歯科医師会、薬剤師会、社会保険診療報酬支払基金、国保連合会等に通知します。

（3）経済上の措置

①地方厚生局は、監査の結果、診療内容または診療報酬の請求に関し不正または不当の事実が認められ、これに係る返還金が生じた場合には、該当する保険者に対し、医療機関等の名称、返還金額等必要な事項を通知し、当該保険者から支払基金等に連絡させ、当該医療機関等に支払うべき診療報酬からこれを控除させることができることになっています。

②地方厚生局は、返還の対象となった診療報酬に係る被保険者等が支払った一部負担金等に過払いが生じている場合には、監査対象となった医療機関等に対して、当該一部負担金等を当該被保険者等に返還するよう指導することとされています。

③監査の結果、診療内容または診療報酬の請求に関し不正または不当の事実が認められた場合における当該事項に係る返還期間は、原則とし

て5年間とされています。なお、「不当」とされたものについては実額を、「不正」とされたものについては1.4倍を返還しなければならないことになっています。

Q.47 保険医の登録や保険医療機関の指定を取消された場合、5年経過すれば必ず保険診療を再度行うことができるのでしょうか。

　保険医療機関等が取消処分を受けた場合、5年間は再指定を受けられず、保険診療を行うことができなくなります。そのため、取消処分は保険医療機関等にとってはとても重大な処分となります。自由診療を行う道が残されているとはいえ、大半の医療機関、医師が保険診療を行っている現状からすれば、取消処分を受けるか否かが死活問題となることは間違いありません。

　また、取消処分を2回受けたこと等を理由として保険医の再登録が認められなかった事例もあります（東京高等裁判所平成26年10月8日）。5年が経過したからといって、必ずしも再指定、再登録が認められるわけではありません。

Q.48 聴聞手続とはどのようなものですか。

　行政機関が一定の不利益処分を行う場合について、不利益を受ける者に対して口頭で自己弁解・防御を行う機会を付与する手続を「聴聞」と呼びます（行政手続法第13条第1項）。
　具体的には、地方厚生局長は、監査の結果、保険医療機関等が取消処分に該当すると認められる場合に、取消処分予定者に対し、行政手続法の規定に基づき聴聞を行うこととされています。

　聴聞手続では、聴聞調書や聴聞報告書において、すべてのやりとりが一言一句記録されます。

　聴聞手続が行われる場合、相手方に対し、期日までに書面で次の事項を通知します。

　・不利益処分の内容及び不利益処分を行う根拠法令

　・不利益処分を行う原因となる事実

　・聴聞の場所及び日時

　・聴聞に関する事務を取扱う組織及び所在地

　不利益を受ける者の所在が不明な場合は、役所の掲示板に掲示し、2週間が経過すると到達したものと見なされます。聴聞期日までに自己弁解・防御の準備をする必要があることから、期日の相当前までに通知は行われます。この通知により、自己弁解・防御を行う範囲について把握し、必要な立証活動の準備をすることができます。

　なお聴聞手続の通知を受けた場合でも、出頭するかどうかは、不利益処分を受ける者の自由です。ただし、出頭せず、書面や証拠の提出をしない場合には、主宰者は聴聞を終結することができます（行政手続法第23条）。そして、当然に不利益処分が課されることになります。そのため、勝手に結果を予想して諦めてしまうのではなく、出頭することを心がけてください。

Q.49 聴聞において弁明をすることに意味はあるのでしょうか。

　弁明は有効な対抗策であり、意味はあります。

　地方厚生局側は、聴聞を取消処分のための形式的なセレモニーとして扱う傾向があり、被聴聞者である保険医療機関等の意見に耳を傾けてくれることは期待できません。しかし、聴聞では、口頭で意見を述べるほか、意見書を提出することができます。意見書等で患者個別調書等の監

査結果の誤りを指摘するという防御活動は何よりも有効です。

　監査も人間が行う以上、患者個別調書等の内容に誤りがあることもあり、不正・不当請求の金額自体に誤りがあるケースもあります。誤った監査に基づいて取消処分がなされるべきではありませんし、不正・不当請求の金額等の誤りは取消処分を行うべきか否かといった行政措置の内容にかかわる重大な誤りであることから、きちんと是正を求めるべきです。実際に、患者個別調書等に誤りがあり、不正・不当請求の金額等が間違っていた場合には、聴聞をいったん終結し、再監査を実施することもあります。

　そのため、聴聞を単なるセレモニーであると諦めてしまうことなく、監査結果に誤りがないかを十分に精査したうえで、もし誤りがあった場合には意見書等で指摘し、不適切な監査結果をもとに取消処分を行うべきでない旨主張し、是正を求めていくことが重要です。

Q.50 聴聞への対応について、弁護士を代理人に選任することはできるのでしょうか。

　聴聞の通知を受けた者は、弁護士を代理人として選任することができます。この代理人は、監査における帯同と異なり、聴聞に関する活動の一切を行うことができ（行政手続法第16条第2項）、不利益処分を受ける者に代わって弁解・防御の一切の立証活動を行います。

　聴聞において意見書を作成・提出することで、不当な監査の結果を明らかにし、再監査に持ち込める可能性もありますので、まずは弁護士に相談されることをお勧めします。

　また、聴聞内容を後日の対応に向け保存しておくため、許可を得て内容を録音することもできます。

Q.51 取消処分に不服がある場合、どのような対応をすればよいでしょうか。

執行停止の申立てと、取消訴訟の提起という方法があります。

（1）執行停止の申立て

裁判所に執行停止の申立てを行いこれが認められることで、裁判の結果が出るまでの間、取消処分の効果を一時的に停止させることができます。すなわち、取消訴訟の提起とともに、地方裁判所に執行停止の申立てを行うことで、たとえば「取消訴訟の第1審判決言渡し後60日が経過する日まで取消処分の効力を停止する」旨の決定がなされる場合があります。この決定がなされると、すでに出された保険医療機関の指定の取消や保険医の登録の取消が、取消訴訟の第一審判決言渡し後60日が経過する日までは行われないことになります。

裁判所が、患者や関係者に対する影響を考慮してこのような決定を行うことがありますが、執行を停止する要件として、「取消処分の取消訴訟（これを「本訴」と言います）での勝訴の可能性」があり、必ずしも効力が停止されるわけではないことに注意が必要です。

（2）取消訴訟の提起

取消処分を受けてしまった場合には、裁判所に対し、取消処分の取消を求める訴訟（取消訴訟）を提起することができます。具体的には、裁判所が、地方厚生局が行った取消処分を直接取消すというものであり、地方厚生局に取消を命じるわけではありません。この取消の判決により、地方厚生局が行った取消処分の効果はなくなり、保険医療機関や保険医は保険診療を続けることが可能となります。

Q.52 | 取消訴訟において保険医療機関が勝訴したケースはありますか。

　訴訟において第一審・控訴審ともに保険医療機関が勝訴した事案は、溝部訴訟（甲府地方裁判所平成22年3月31日、東京高等裁判所平成23年5月31日）しかありません。なお、細見訴訟（神戸地方裁判所平成20年4月22日）においては、第一審は保険医療機関が勝訴したものの、控訴審では敗訴しています（大阪高等裁判所平成21年9月9日）。

　このように、取消処分が行われた場合にこれを裁判で覆すことは極めて困難です。

　取消処分を受けないためには、①普段から療養担当規則の基本的な理解をもとに診療にあたるとともに、②個別指導や監査の段階に至った場合には、弁護士の帯同を求めることにより、手続の適正を担保して「透明性をもった手続環境」を作ることが重要です。

第 3 章

療養担当規則に基づく保険診療

Q.53 | 療養担当規則とは どのようなものでしょうか。

　健康保険法では、「保険医療機関において診療に従事する保険医又は保険薬局において調剤に従事する保険薬剤師は、厚生労働省令の定めるところにより、健康保険の診療又は調剤に当たらなければならない」（第72条第1項）とされています。ここで言う厚生労働省令が、「保険医療機関及び保険医療養担当規則（療養担当規則）」、および「保険薬局及び保険薬剤師療養担当規則（薬担規則）」です（156〜176ページ参照）。

　療養担当規則は、厚生労働大臣が、保険医療機関と保険医が保険診療を行うに当たって守るべき基本事項を定めたものです。その第1章では、「保険医療機関の療養担当」として、療養の給付の担当範囲や担当方針等が示されています。そして第2章では、「保険医の診療方針等」として、診療の一般的・具体的方針、診療録の記載等を定めています。

　なお、健康保険法第80条及び第81条は、「保険医が第72条第1項の規定（療養担当規則）に違反したとき、厚生労働大臣は保険医療機関の指定や保険医としての登録を取り消すことができる」と定めています。療養担当規則に違反すると、場合によっては保険医療機関の指定や保険医としての登録を取り消され、原則として5年間は保険診療ができなくなってしまうことに注意が必要です。

Q.54 | 診療録の記載で 注意すべき点は何でしょうか。

　療養担当規則第22条には、「保険医は、患者の診療を行つた場合には、遅滞なく、様式第一号又はこれに準ずる様式の診療録に、当該診療に関し必要な事項を記載しなければならない」と定められています（様式第

一号は 178 ページ参照）。また医師法では、「医師は、患者の診療をした
ときは、遅滞なく診療に関する事項を診療録に記載しなければならな
い」とされ、違反の罰則（50 万円以下の罰金）も定められています
（第 24 条第 1 項、同第 33 条の 2）。歯科医師法でも同様の定めがされて
います（第 23 条第 1 項、同第 31 条の 2）。

　一般的に、診療録は、医療安全上の問題が生じた場合に治療内容を事
後的に検証するために、その記載内容が極めて重視されます。医療過誤
事件の多くは、診療録や看護記録の開示請求がなされ、多くの場合、そ
の内容を前提に過失の有無が判断されますので、実際に行った診療内容
が正確に記載される必要があります。そのため、診療録は診療を行った
都度、記載しなければなりません。業務多忙を理由に、後日まとめて記
載するなどという方法は避けてください。記憶が不鮮明となり、不正確
な内容を記載してしまうおそれもあります。

　地方厚生局との関係では、診療録に記載されていない医療行為は実施
されなかったものとして扱われます。診療録に記載されていない医療行
為がレセプトで請求されることは不正請求とされ得ることから、診療録
の記載は非常に重要です。診療録の適切な記載は、保険診療の「基本の
基」であると理解してください。

　とくに非常勤医師の診療録の記載が不十分な事例が多く見受けられる
ため、病院やクリニック全体で注意喚起を行ってください。具体的には、
二号用紙については、「主訴、問診、診察所見、経過、診療計画」欄と
「処方、手術、処置等」欄を区別して記載してください。また、医師の
診察に関する必要事項（聴取事項、診察所見、診断根拠、治療方針等）
の要点を十分に記載してください。

　また、紙媒体の診療録に記載する際は、書き換えを防止したり第三者
が判読できるようにしたりするため、以下の点に注意してください。

　　・記載は、インクまたはボールペンを用い、鉛筆は使用しない。ただ
　　　し、図示等のための色鉛筆やゴム印の使用は可とする。
　　・記載内容の訂正は、修正液や砂消等は使わず、二重線で訂正する。

その場合、訂正印は不要である。

・日付は忘れずに、正確に記載する（日付は年月日の順に記載する）。

・行間を空けたり、行の末尾に文字を詰め込むようなことはしない。

・第三者が読みやすいように丁寧に記載する。判読できることが必要。

・医学用語は学会用語集に、略語は医学事典に準拠して用いる。不正確な略語や造語、仲間内の隠語等は使用しない。

・医療機関独自で定めている約束処方や略号については、第三者が理解できるように、その記号等の一覧表を診療録に貼付する。

Q.55 診療録はどのくらいの期間保存しなければならないのでしょうか。

　完結の日から5年間は保存しなければなりません。「完結の日」とは、「治癒」「死亡」「中止」により診療を中止した日を意味します。

　療養担当規則第9条は、「保険医療機関は、療養の給付の担当に関する帳簿及び書類その他の記録をその完結の日から3年間保存しなければならない。ただし、患者の診療録にあつては、その完結の日から5年間とする」と定めています。ここで言う「療養の給付の担当に関する帳簿及び書類その他の記録」とは、レントゲンフィルム、処方箋、検査記録、エックス線画像、手術記録、看護記録、領収証等です。

　これに加えて、医師法では、「前項の診療録であつて、病院又は診療所に勤務する医師のした診療に関するものは、その病院又は診療所の管理者において、その他の診療に関するものは、その医師において、5年間これを保存しなければならない」とされています。これに違反した場合には罰則（50万円以下の罰金）が規定されています（医師法第24条2項、同第33条の2）。歯科医師法においても同様の規定がされています（第23条第2項、同第31条の2）。

　このように診療録については、電子カルテを含めて、最低でも完結の

日から5年間は保存する必要があります。他の書面（領収証等）と比べて、診療録のみ特別に長期間の保存が義務づけられているのは、診療録が診療報酬請求の根拠であり、医療上のトラブル（医療過誤訴訟等）が発生した際に最も重要な証拠となるからです。そのため、慢性疾患等で診療が継続している場合には、初診から5年が経過していたとしても、診療録の管理保管を行う必要があります。なお、電子カルテ導入後に紙の診療録を保存する場合には、スキャナーで電子化する方法が認められており、紙の状態で5年間保存する義務はなくなります。

また、医療事故等の民事上の責任については、消滅時効の期間が最大で20年（民法第167条「身体生命への損害賠償請求権」、同第724条第2号「不法行為」）と長いため、診療録は5年にとどまらずできるだけ長期間保存することをお勧めします。方法としては、スキャナーで取り込み、安全な管理体制がとれる端末で保存することが現実的です。

なお、保険診療に関する帳簿や記録類は、療養担当規則第9条において、療養が完結した日から3年間保管することとされています。ただし、生活保護指定医療機関については5年間の保存義務があるため、注意してください。

Q.56 混合診療が禁止されていることとの関係で、保険外診療（自由診療、予防接種、健康診断等）の診療録はどのように作成しなければならないのでしょうか。

診療録は、保険診療と保険外診療では別々に作成する必要があります。療養担当規則第8条は、「保険医療機関は、第22条の規定による診療録に療養の給付の担当に関し必要な事項を記載し、これを他の診療録と区別して整備しなければならない」と定めています。保険診療を受けている患者に対し、混合診療に該当しない適切な自由診療を行った場合には、保険診療の診療録とは別の診療録を作成しなければなりません。

混合診療とは、健康保険の範囲内の費用は健康保険で賄い、範囲外の

費用を患者自身が支払うことです。このように費用が混合することは禁止されています。たとえば、美容医療では保険診療が認められていないため、注射、投薬を含め、すべての治療を自費で請求する必要があります。混合診療が禁止されているのは、①安全性、有効性等が確認されていない医療が保険診療と併せて実施されてしまうこと、②保険診療により一定の自己負担額において必要な医療が提供されるにもかかわらず、患者に対して保険外の負担を求めることが一般化してしまうこと、が理由です。

　診療録は診療報酬請求の根拠であるため、保険診療と保険外診療が同じ診療録に記載されていると、地方厚生局に混合診療を疑われることとなります。そのため、保険外診療を行う場合には、確実に保険診療と区別して、別の診療録を作成するように注意してください。

Q.57 診療録の記載が不十分な場合、どのような問題がありますか。

　診療録の記載が不十分な場合、実際に診察を行っていた場合でも、医師法第20条で禁止されている「無診察治療」と誤解されかねません。そのため、不十分な記載は直ちに改める必要があります。また、記載していないにもかかわらず診療報酬の請求が行われた場合には、不正請求と見なされるうえ、記載不備の場合、50万円以下の罰則規定があります。

　厚生労働省「保険診療の理解のために」によれば、無診察治療とは、「例えば定期的に通院する慢性疾患の患者に対し、診察を行わず処方箋の交付のみをすること」とされ、「実際には診察を行っていても、診療録に診察に関する記載が全くない場合や、『薬のみ』等の記載しかない場合には、後に第三者から見て無診察治療が疑われかねない。このようなことを避けるためにも診療録は十分記載する必要がある」とされてい

ます。

Q.58 診療録への記載が算定要件となっているのは、どのような場合でしょうか。

　指導内容や管理内容、診療内容や診療時間等の要点を診療録に記載することが、診療報酬の算定要件とされる場合があります。記載がないにもかかわらず請求がなされ、算定要件を満たさないと判断された場合は返還対象となりますので注意してください。

　診療録への記載が算定要件とされている医学管理料を表2（60〜61ページ）にまとめましたので参照してください。

Q.59 診療録への傷病名の記載について、どのような点に注意すればよいでしょうか。

　傷病名の記載については、保険診療が公法上の契約であり、診療録が保険請求の根拠となることから、地方厚生局から以下の点が要求されています（厚生労働省「保険診療の理解のために」より抜粋、以下同）。

・医学的に妥当適切な傷病名を主治医自らつけること。請求事務担当者が主治医に確認することなく傷病名をつけることは厳に慎むこと。
・診断の都度、診療録（電子カルテを含む。）の所定の様式に記載すること。なお、電子カルテ未導入の医療機関において、「医療情報システムの安全管理に関するガイドライン」に未準拠のオーダーエントリーシステムに傷病名を入力・保存しても、診療録への傷病名の記載とは見なされないため、必ず診療録に記載すること。
・必要に応じて慢性・急性の区別、部位・左右の区別をすること。

表 2　診療録への記載が算定要件とされている医学管理料

管理料名称	記載項目
特定疾患療養管理料	管理内容の要点
ウイルス疾患指導料	指導内容の要点
特定薬剤治療管理料 1	薬剤の血中濃度、治療計画の要点
特定薬剤治療管理料 2	指導内容の要点
悪性腫瘍特異物質治療管理料	腫瘍マーカー検査の結果及び治療計画の要点
小児特定疾患カウンセリング料	疾病の原因と考えられる要素、診療計画及び指導内容の要点等カウンセリングに係る概要
小児科療養指導料	指導内容の要点
てんかん指導料	診療計画及び診療内容の要点
難病外来指導管理料	診療計画及び診療内容の要点
皮膚科特定疾患指導管理料	診療計画及び指導内容の要点
外来栄養食事指導料	（1）医師から管理栄養士への指示事項（少なくとも熱量・熱量構成、蛋白質量、脂質量についての具体的な指示） （2）管理栄養士は、患者ごとに栄養指導記録を作成し、指導内容の要点及び指導時間を記載
心臓ペースメーカー指導管理料	計測した機能指標の値及び指導内容の要点
在宅療養指導料	（1）医師から、保健師、助産師又は看護師への指示事項を記載 （2）保健師、助産師又は看護師は、患者ごとに療養指導記録を作成し療養指導記録に指導の要点、指導実施時間を明記
慢性維持透析患者外来医学管理料	特定の検査結果、計画的な治療管理の要点
高度難聴指導管理料	指導内容の要点
喘息治療管理料	吸入補助器具の使用方法等について文書を用いて患者に説明した旨、指導内容の要点を記載
小児悪性腫瘍患者指導管理料	治療計画及び指導内容の要点
糖尿病合併症管理料	看護師への指示事項、糖尿病足病変ハイリスク要因に関する評価結果、指導計画及び実施した指導内容
耳鼻咽喉科特定疾患指導管理料	診療計画及び指導内容の要点
がん性疼痛緩和指導管理料	麻薬の処方前の疼痛の程度（疼痛の強さ、部位、性状、頻度等）、麻薬の処方後の効果判定、副作用の有無、治療計画及び指導内容の要点

管理料名称	記載項目
糖尿病透析予防指導管理料	(1) 医師から、看護師（又は保健師）及び管理栄養士に対する指示事項 (2) 糖尿病性腎症のリスク要因に関する評価結果、指導計画及び実施した指導内容
乳幼児育児栄養指導料	指導の要点
地域連携夜間・休日診療料	診療内容の要点、診療医師名及び主たる勤務先名
地域連携小児夜間・休日診療料	診療内容の要点、診療医師名及び主たる勤務先名
外来リハビリテーション診療料	患者のリハビリテーションの効果や進捗状況等の要点
生活習慣病管理料	交付した療養計画書の写しをカルテに貼付 【糖尿病又は高血圧症の患者】 生活習慣に関する管理方針の変更、薬物療法の導入、投薬内容の変更等、管理方針を変更した場合に、その理由及び内容
ニコチン依存症管理料	治療管理の要点、禁煙治療に関する同意書を添付
リンパ浮腫指導管理料	指導内容の要点
開放型病院共同指導料（I）	(1) 患者を入院させた保険医のカルテには、開放型病院において患者の指導等を行った事実 (2) 開放型病院のカルテには患者を入院させた保険医の指導等が行われた旨の要点
退院時共同指導料（1）	指導内容等の要点 患者又はその家族等に提供した文書の写しをカルテに添付
介護支援連携指導料	指導内容等の要点 患者又はその家族等に提供した文書の写しをカルテに添付 指導内容を踏まえ作成されたケアプランの写しをカルテに添付
退院時リハビリテーション指導料	指導（又は指示）内容の要点
退院前訪問指導料	指導又は指示内容の要点
診療情報提供料（I）	交付文書の写しをカルテに添付 【保険薬局に訪問薬剤管理指導に必要な診療情報を提供する場合】 処方せんの写しをカルテに添付
薬剤情報提供料	薬剤情報を提供した旨
傷病手当金意見書交付料	労務不能欄に労務不能に関する意見を記載

・診療開始年月日、終了年月日を記載すること。

・傷病の転帰を記載し、病名を逐一整理すること。とくに、急性病名が長期間にわたり継続するのは不自然な場合があるので、適宜見直しをすること。

・疑い病名は、診断がついた時点で、速やかに確定病名に変更すること。また、当該病名に相当しないと判断した場合は、その段階で中止とすること。

Q.60 電子カルテを使用している場合、どのような点に注意すべきでしょうか。

　電子カルテは、パソコンを通じ記録の変更が可能なため入力者（作成の責任の所在）・修正箇所・更新の履歴が不明確、パソコンを利用しなければ内容を確認することができない、紙カルテのように筆跡により記載者を特定できない、等の特徴があります。

　こうした点から、厚生労働省「医療情報システムの安全管理に関するガイドライン」では、以下の点に注意すべきとされています。

①カルテ等の真正性、見読性、保存性を確保すること。

　真正性：修正、消去やその内容の履歴が確認できる。記録の責任の所在が明らか。

　見読性：記録事項を直ちに明瞭、整然と機器に表示し、書面を作成できる。

　保存性：記録事項を保存すべき期間中、復元可能な状態で保存する。

②端末使用開始前に、ログアウトの状態であることを確認する。また、席を離れる際はクローズ処理等（ログオフやパスワード付きスクリーンセイバー等）を施すこと。

③パスワードは英数字、記号を混在させた8文字以上が望ましい。また、

最長でも2ヵ月以内に定期的に見直し、不正アクセスの防止に努めること。また、パスワードやIDは、本人しか知り得ない状態に保つようにすること。例えば、それらを記したメモを端末に掲示したり、医師がそれらを看護師に伝達し、食事、臨時処方等のオーダーを代行入力等をさせないこと。

④紛失、盗難の可能性を十分考慮し、可能な限り端末内に患者情報を置かないこと。また、個人情報が保存されている機器や記録媒体の設置、保存場所には施錠し、PC等の重要機器には盗難防止用チェーンを設置すること。

Q.61 他の医療機関からの照会について、注意すべきことは何ですか。

　療養担当規則第2条の2は、「保険医療機関は、その担当した療養の給付に係る患者の疾病又は負傷に関し、他の保険医療機関から照会があつた場合には、これに適切に対応しなければならない」としています。

　他の病院やクリニックからの問い合わせがあった場合、充実した診療録が作成されていなければ適切に回答することはできません。また、診療録の保管期間内であるにもかかわらず破棄されていれば、同じく回答できません。そこで、診療録に関しては、診療の都度、内容を適切に記載し、療養が完結してから最低5年間は保管してください。

　ただし、医療情報は、個人情報の中でも非常に機微なものであるため、その取扱いには注意しなければなりません。たとえ医療機関関係者と名乗る人物からの問い合わせであっても、電話などで安易に回答することは避け、真に「病院、クリニックからの照会であること」を確認したうえで回答するようにしてください。

Q.62 | 診療録の記載において、レセプト病名が禁止されているのはなぜでしょうか。

　診療録は保険請求の根拠になります。査定を防ぐ目的で付けられた医学的な診断根拠のない傷病名（いわゆるレセプト病名）を診療録に記載して保険請求を行うことはその要件を満たさないものとなるため、禁止されています。レセプト病名を用いて診療録を作成することは不適切と言うほかなく、返還の対象となるだけでなく、監査においても不正請求と判断されるおそれがあります。審査支払機関による査定を逃れるため「レセプト病名」を記載したことが不正請求による取消処分の端緒となった例が多くあります。

　「保険診療の理解のために（医科）」には、不適切な傷病名の例として以下が挙げられています。

---

①実施した検査の査定を逃れるための傷病名

・「播種性血管内凝固」　→　出血・凝固検査

・「急速進行性糸球体腎炎」　→　MPO-ANCA 検査

・「深在性真菌症」　→　（1→3）-β-D-グルカン検査

②投薬・注射の査定を逃れるための傷病名

・「上部消化管出血」「胃潰瘍」　→　適応外の H_2 受容体拮抗剤の使用目的

・「播種性血管内凝固」　→　適応外の新鮮凍結血漿の使用目的

・「ニューモシスチス肺炎」　→　合成抗菌剤の予防投与目的

Q.63 自院のスタッフやその家族等を診察する際、自己負担分の医療費を取らないことには問題があるでしょうか。

　保険診療を行う医療機関には、保険診療に係る患者負担金を適正に徴収する義務があり、窓口で減免することは許されません（療養担当規則第5条）。理由としては、患者負担金を故意に減免することで、不当に患者を誘引することとなるうえ、結果として保険負担を増大させることにつながるからです。個別指導の持参物である日計表を確認され、窓口減免が多く認められた場合には、地方厚生局に付増請求（Q.37）を疑われてしまいます。

　医療機関スタッフの治療につき、診療報酬請求は行って、患者負担分の一部負担金を受領しないなどということをしてしまうと、禁止される窓口減免に当たります。仮にスタッフの福利厚生を行うのであれば、実際にかかった費用をいったんは負担してもらい、別途相当額分の給与や賞与を与えるなどの方法で調整する必要があります。このようにすれば、療養担当規則違反も避けられますし、医療機関の経費として処理することもできます。

Q.64 患者が一部負担金の支払を行わない場合、どのように対応するべきですか。

　患者が一部負担金を支払わない場合、患者に対し督促の手紙を出すなどし、任意で支払を求めることが最初に取る手続となります。それでも支払がなされない場合には、内容証明郵便等を用いて改めて支払を催促し、なお支払われない場合には、以下に説明する保険者による徴収の手続を検討してください。

　健康保険法第74条第2項では、「保険医療機関又は保険薬局は、前項

の一部負担金（第75条の2第1項第1号の措置が採られたときは、当該減額された一部負担金）の支払を受けるべきものとし、保険医療機関又は保険薬局が善良な管理者と同一の注意をもってその支払を受けることに努めたにもかかわらず、なお療養の給付を受けた者が当該一部負担金の全部又は一部を支払わないときは、保険者は、当該保険医療機関又は保険薬局の請求に基づき、この法律の規定による徴収金の例によりこれを処分することができる」とされています。これは、保険者が保険医療機関等の請求により未払一部負担金を徴収し、保険医療機関等に交付するものです。保険医療機関等に強制徴収権限がないため、これによって起こる損失につき、強制徴収権限を行使し得る保険者が代わって徴収しようという制度です。

　また、厚生労働省の通達では、未払一部負担金の保険者徴収について下記の事項が定められています（昭和56年2月25日付保険発第10号・庁保険発第2号）。

ア　保険医療機関から保険者に対し、未払一部負担金の処分の請求があつた場合、保険者は保険医療機関が善良な管理者と同一の注意をもつて一部負担金の支払いを求めたこと及び当該被保険者について処分の対象となる一部負担金の額が60万円を超えることを確認のうえ当該請求を受理するものであること。

　この場合において、善良な管理者と同一の注意とは、保険医療機関の開設者という地位にある者に対し、一般的に要求される相当程度の注意をいうものであり、その確認は、例えば、内容証明付郵便により支払請求を行つた等の客観的事実に基づき行うこと。

イ　保険医療機関からこの処分の請求を受ける場合には、次の事項を記載した請求書を提出させること。また、その請求書には保険医療機関が善良な管理者と同一の注意をもつて一部負担金の支払いを受けるよう努めた事実を示す書類を添付させること。

1．保険医療機関の名称及び所在地並びに開設者の氏名

2．被保険者の氏名及び住所並びに被保険者証の記号番号

3．当該請求の原因たる一部負担金に係る療養の給付が行われた年月
日及び収容がある場合は、その期間並びに当該一部負担金の額及
びその内訳

ウ　保険医療機関からの請求に基づき行う納入告知、督促、滞納処分は
徴収金の例によるものであり、収納された現金は歳入歳出外現金とし
て取り扱うこととし、収納された金額を当該保険医療機関に交付する
のであること。

Q.65 患者に対し自己負担を求めることが できるものには、何がありますか。

保険診療の一部負担金は患者から徴収するものであり、これについて
は、患者に対し自己負担を求めることになります。これ以外に、患者に
負担を求めることができるものとして、以下があります。

・入院時食事療養費・入院時生活療養費の標準負担額
・保険外併用療養費における自費負担額
・人工腎臓を実施した患者について、療養の一環として行われた食事
以外の食事の実費
・療養の給付と直接関係ないサービス等（患者の同意が条件）

Q.66 領収証の作成・交付に際し、 注意すべき点は何でしょうか。

患者に交付すべき領収証については、療養担当規則第5条の2で「個
別の費用ごとに区分して記載」することが要求されています。「個別の
費用ごとに区分して記載」とは、手術や検査といった診療区分ごとに記

載することを意味します。179 ページに示す領収証の見本（別紙様式
1）を参考にしてください。

　患者から「領収証は必要ない」と言われる場合もあると思います。領
収証の交付については、「保険医療機関は、前条の規定により患者から
費用の支払を受けるときは、正当な理由がない限り、個別の費用ごとに
区分して記載した領収証を無償で交付しなければならない」とされてい
ます（療養担当規則第5条の2）。そして、患者から「領収証は必要な
い」との申し出があった場合は「正当な理由」に該当し、領収証の交付
はしなくてもよいとされています。

Q.67 明細書の作成・交付に際し、注意すべき点は何でしょうか。

　明細書の交付については、「厚生労働大臣の定める保険医療機関は、
前項に規定する領収証を交付するときは、正当な理由がない限り、当該
費用の計算の基礎となった項目ごとに記載した明細書を交付しなければ
ならない」とされています（療養担当規則第5条の2第2項）。したが
って、明細書には、算定項目を具体的に記載しなければなりません。
180 ページに示す明細書の見本を参考にしてください。

　また、診療所においては明細書の交付義務が猶予される場合がありま
すが、猶予が認められるためには、以下の正当事由が必要です。

・明細書発行機能が付与されていないレセプトコンピュータを使用して
　いるため。
・自動入金機を使用しており、自動入金機での明細書発行を行うには、
　自動入金機の改修が必要であるため。

　以上のような正当事由がある場合でも、明細書の発行義務を猶予して

もらうためには、「明細書発行について正当な理由に該当する」旨の届出が必要です。この届出は、保険医療機関が所在する都道府県を管轄する地方厚生局事務所に提出することとなっています。

　なお、猶予が認められる場合に、患者から明細書の交付を希望する旨の申出があった際は、明細書を交付しなければなりません。この場合、患者から発行費用を徴収することができますが、費用徴収を行うには、明細書発行が有償であることと発行金額を院内掲示する必要があります。

Q.68 患者から「薬だけほしい」と言われ、診察をせずに処方している場合がありますが、問題があるでしょうか。

　医師法第20条には、「医師は、自ら診察しないで治療をし、若しくは診断書若しくは処方せんを交付し、自ら出産に立ち会わないで出生証明書若しくは死産証書を交付し、又は自ら検案をしないで検案書を交付してはならない」と規定されており、無診察治療が禁止されています。歯科医師法第20条でも同様の規定がなされています。

　また、療養担当規則第12条では、「保険医の診療は、一般に医師又は歯科医師として診療の必要があると認められる疾病又は負傷に対して、適確な診断をもととし、患者の健康の保持増進上妥当適切に行われなければならない」とされており、診察に基づく診断を行うことが前提とされています。

　そのため、患者から頼まれたからといって、診察をしないで投薬したり、注射や処方箋を交付したりしてはいけません。

　患者から、「病院にあまり来たくないので、薬を多めに出してほしい」などと言われる場合もあると思います。しかし、療養担当規則第20条では「投薬は、必要があると認められる場合に行う」とされており、患者の症状から医師が医学的な判断に基づいて必要と認められる範囲で処方する必要があります。個々の患者の病状等から必要性があると

認められない処方は、濃厚（過剰）診療と判断され、査定されてしまいますので、必要以上の多量処方は行わないようにしてください。

Q.69 日々の業務では点数表に従って保険請求を行っていますが、特殊な療法または新しい療法については請求が認められないのはなぜでしょうか。

療養担当規則では、以下のように、特殊療法・研究的診療が原則として禁止されています。

・保険医は、特殊な療法又は新しい療法等については、厚生労働大臣の定めるもののほか行つてはならない（第18条）。
・保険医は、厚生労働大臣の定める医薬品以外の薬物を患者に施用し、又は処方してはならない（第19条）。
・歯科医師である保険医は、厚生労働大臣の定める歯科材料以外の歯科材料を歯冠修復及び欠損補綴において使用してはならない（第19条第2項）。
・各種の検査は、研究の目的をもつて行つてはならない（第21条）。

「厚生労働大臣の定める」とは、点数表や疑義解釈で認められた療法等以外は認めないという運用です。

保険診療が禁止されている理由は、「特殊な療法又は新しい療法等」の実施、「厚生労働大臣の定める医薬品以外の薬物」の使用、「研究の目的」による検査の実施は、医学的評価がいまだ十分に確立されていないことにあります。

Q.70 保険を使って健康診断を行うことは、なぜ認められていないのでしょうか。

保険診療は、「疾病又は負傷」に対して行われる必要があります。療養担当規則第12条において、「保険医の診療は、一般に医師又は歯科医師として診療の必要があると認められる疾病又は負傷に対して、適確な診断をもととし、患者の健康の保持増進上妥当適切に行われなければならない」とされているため、疾患の発見前に行われる健康診断については、保険診療の対象とならないのです。

根拠規定として、療養担当規則第20条に「健康診断は、療養の給付の対象として行つてはならない」と明記されています。これは、労働安全衛生法上の健康診断の場合も同様です。

Q.71 来院してもらうことのお礼として一部負担金を減額することは、認められないのでしょうか。

療養担当規則第2条の4の2第1項は、「保険医療機関は、患者に対して、第5条の規定により受領する費用の額に応じて当該保険医療機関が行う収益業務に係る物品の対価の額の値引きをすることその他の健康保険事業の健全な運営を損なうおそれのある経済上の利益の提供により、当該患者が自己の保険医療機関において診療を受けるように誘引してはならない」と定めています。不当な患者誘引を防止し、健全な保険診療を実現することがその理由とされています。したがって、患者の来院を促すために、物品販売（病院でのサプリ等の販売や、歯科での歯ブラシの販売等）時の値引きを行うことは認められません。

直接値引きを行う場合のみでなく、一部負担金額の多寡に応じて、いったんポイントを付与し、その貯まったポイントを用いて、後日、物品

販売時に値引きすることも禁止されています。

Q.72 | 患者紹介について、問題となるのは どのような場合でしょうか。

　療養担当規則第2条の4の2第2項は、「保険医療機関は、事業者又はその従業員に対して、患者を紹介する対価として金品を提供することその他の健康保険事業の健全な運営を損なうおそれのある経済上の利益を提供することにより、患者が自己の保険医療機関において診療を受けるように誘引してはならない」と定めています。したがって、患者紹介業者に患者を紹介してもらい、紹介料を支払うことは認められません。

　また、直接的に紹介料を払わなくても、たとえば、高齢者住宅に診療所を有している場合に、賃借料や委託料が不相当に高額であり、患者紹介の対価が上乗せされていると疑われるような場合も、「経済上の利益の提供」が問題となります。

　このように「経済上の利益の提供」があるかどうかは実質的に判断されますので、紹介の対価とされ得る利益の提供を行わないよう注意してください。

Q.73 | 患者に特定の保険薬局を勧めては いけないと聞きましたが、なぜでしょうか。

　療養担当規則第2条の5第1項では、「保険医療機関は、当該保険医療機関において健康保険の診療に従事している保険医の行う処方箋の交付に関し、患者に対して特定の保険薬局において調剤を受けるべき旨の指示等を行つてはならない」と規定されています。また同条第2項では「保険医療機関は、保険医の行う処方箋の交付に関し、患者に対して特

定の保険薬局において調剤を受けるべき旨の指示等を行うことの対償と
して、保険薬局から金品その他の財産上の利益を収受してはならない」
とされ、保険医療機関は患者に対し、特定の保険薬局で調剤を受けるこ
との指示等をしてはならず、また、指示等をしたことの代償として金品
等を収受してはならないとされています。

　このように規定されているのは、医師の処方と薬剤師の調剤を分離し
て相互にチェック機能を働かせることにより、患者の安全確保と処方及
び調剤の質の向上を図るという「医薬分業」の趣旨に基づくものです。
医師と薬剤師が互いに「医師による処方」と「薬剤師による調剤」をチ
ェックし合うことにより患者の安全確保等を図るべきところ、保険医療
機関と保険薬局が癒着してしまうと、医師と薬剤師による相互チェック
が機能せず、患者の安全確保等が困難となってしまいます。そこで、保
険医療機関と保険薬局との癒着を防止するために、このような規定が設
けられています。

　また、療養担当規則第２条の５は以下のような行為も禁止しています
ので、注意が必要です。

・保険医療機関において、近隣の保険薬局の所在地を示した地図を配布
　する際、特定の保険薬局のみを記載したものを配布すること
・処方箋の処方欄に、保険医療機関と保険薬局との間で取り決められた
　医薬品名の略称、記号等によって記載すること
・FAX を利用する場合に、特定の保険薬局の番号のみを記載すること

Q.74 アルバイトで来ていた医師が辞めた際、地方厚生局への届出をしていませんが、問題があるでしょうか。

　療養担当規則第２条の３は、「保険医療機関は、その担当する療養の
給付に関し、厚生労働大臣又は地方厚生局長若しくは支局長に対する申

請、届出等に係る手続及び療養の給付に関する費用の請求に係る手続を適正に行わなければならない」と規定しています。これに基づき、アルバイトで来ていた保険医が辞めた場合には、速やかに地方厚生局長に「保険医療機関・保険薬局届出事項変更（異動）届」を提出する必要があります。

　これを怠った場合には、療養担当規則に反することになります。ただし、実際に辞めた保険医が稼働しているかのように装って、行っていない診療について診療報酬を不正に請求した等の事情でない限り、即取消処分となるような違反ではありません。

　ただ、個別指導ではよく指摘される事項ですし、療養担当規則に違反している状態は好ましくないため、できるだけ早く届出を行うことをお勧めします。

Q.75 病院または診療所内に掲示しておかなければならないとされているものには、どのようなものがありますか。

　院内に掲示が必要なものとして、たとえば保険外併用療養（医科：差額ベッド、予約診療、時間外診察、歯科：金属床総義歯、Ｃ選療）に関する事項があります。

　これ以外に厚生労働大臣が定める具体的な掲示事項として、下記が定められています。

①入院基本料に関する事項
②厚生労働大臣が指定する病院の病棟並びに厚生労働大臣が定める病院及び調整係数及び機能評価係数部表の左欄に掲げる病院であること（DPC対象病院）
③厚生局長又は知事への届出事項に関する事項（小児科外来診療料、在宅療養支援診療所、明細書発行体制等加算、クラウン・ブリッジ維持

管理料等）

④明細書の発行状況に関する事項

⑤保険外負担に関する事項（おむつ代、証明書料等）

Q.76 自己診療と自家診療はどのように異なるのでしょうか。

　自己診療は、医師が自分自身を診察することを言い、保険請求することは認められていません。これは、医師が自分自身を客観的に適切妥当に診察・治療することはできないという考えによるものです。医師は必ず、別の医師の診療に基づいて検査・投薬・注射等を受けることとされています。

　これに対して、自家診療とは、医師が自分の家族や医療機関のスタッフの診察を行う場合を言い、保険請求が認められます（ただし、医師保険組合は自家診療を保険対象外としている場合がありますので、注意が必要です）。

　自家診療では、無診察投薬、診療録記載の省略、一部負担金を徴収しない等の問題が起こりやすいため、個別指導で自家診療の診療録が選定されることが多く見受けられます。そこで、自家診療を行う場合には、診察をする側、受ける側ともに注意し、診療録の記載内容の充実を図るよう心がけてください。

Q.77 当初、自費診療で行っていた治療を、途中から保険診療に切り替えることはできますか。

　自費診療で行っていた治療を途中から保険診療に切り替えることは混合診療にあたり、許されません。

ただし、健康診断や自費による検査の結果、疾患が発見された場合には、その疾患の治療開始以降は保険診療を行うことができます。その場合でも、当初の健康診断についての基本診療料（初診料または再診料）は、健康診断の費用に含まれることになるため、保険請求できません。レセプトには「自費にて徴収」と注記しておく必要があります。

　このように、疾患が発見された時期によって対応が変わりますので、発見の時期に注意してください。

　また、健康診断等とそこで発見された疾病の治療（精密検査）は、原則として、同一医療機関で同一日に行わないことが好ましいと言えます。同一医療機関で同一日に精密検査を行ってしまうと、精密検査が健康診断の一環と見なされてしまい、保険診療とならないことが多いからです。

Q.78 ｜ 健康診断や検査の結果のみを説明した場合、再診料をとれないのはなぜでしょうか。

　患者が健康診断や画像診断の結果を後日聞きにきた場合、その結果の説明は、当初の検査と一連の行為と見なされるため、再診料等の算定は認められていません。検査結果から疾患が判明した場合の新たな治療については、保険請求が可能となります。

　初診料については、同一医師が別の医療機関で行った治療については算定することができません。たとえば、クリニックに所属している医師が、別の医療機関で同一の患者に診療を行った場合には、別の医療機関での治療について初診料を算定できません。当初のクリニックの診察時にすでに初診料を算定しているからです。

Q.79 患者が有効期限の切れた保険証を提示した場合、どのように対応すべきでしょうか。

　療養担当規則第3条では、「保険医療機関は、患者から療養の給付を受けることを求められた場合には（中略）療養の給付を受ける資格があることを確認しなければならない」とされています。そのため、保険医療機関においては、診療を行う都度、当該患者の被保険者資格を確認することが望ましく、少なくとも毎月、被保険者証を確認するべきです。

　仮に、患者が有効期限の切れた保険証を提示した場合には、被保険者資格があることを確認できない状態であることから、保険診療を行うべきではありません。この場合、自費診療として扱うか、いったん10割を徴収したうえで、後日、被保険者資格が確認できた場合に一部負担金を除いた額を精算するべきです。

Q.80 保険外併用療養費については、混合診療にあたらず、患者に実費請求ができると聞きました。それはどういうものですか。

　保険外併用療養費とは、保険療養との併用が認められている療養です。

　通常、健康保険では、保険が適用されない保険外診療があると、保険が適用される診療も含めて医療費の全額が自己負担となります。ただし保険外診療を受ける場合でも、厚生労働大臣の定める「評価療養」と「選定療養」については、保険診療との併用が認められています。この場合、通常の治療と共通する部分（診察・検査・投薬・入院料等）に関しては一般の保険診療と同様に一部負担金を支払うこととなり、残りの額は「保険外併用療養費」として健康保険から給付が行われます（表3）。

表3　評価療養と選定療養

評価療養
先進医療
医薬品、医療機器、再生医療等製品の治験に係る診療
薬事法承認後で保険収載前の医薬品、医療機器、再生医療
　　等製品の使用薬価基準収載医薬品の適応外使用（用法・
　　用量・効能・効果の一部変更の承認申請がなされたもの）
保険適用医療機器、再生医療等製品の適応外使用（使用目
　　的・効能・効果等の一部変更の承認申請がなされたもの）

選定療養
特別の療養環境（差額ベッド）
歯科の金合金等
金属床総義歯
予約診療
時間外診療
大病院の初診
小児う蝕の指導管理
大病院の再診
180日以上の入院
制限回数を超える医療行為先進医療（高度医療を含む）
医薬品の治験に係る診療
医療機器の治験に係る診療
薬事法承認後で保険収載前の医薬品の使用
薬事法承認後で保険収載前の医療機器の使用
適応外の医薬品の使用
適応外の医療機器の使用

Q.81 | 患者申出療養の対象となる医療の類型には どのようなものがありますか。

　患者申出療養とは、患者からの申出に基づき、未承認薬の使用など、個別に認可される保険外療養を言います。これは、「困難な病気と闘う患者の思いに応えるため、先進的な医療について、患者の申出を起点とし、安全性・有効性等を確認しつつ、身近な医療機関で迅速に受けられるようにするもの。国において安全性・有効性等を確認すること、保険収載に向けた実施計画の作成を臨床研究中核病院に求め、国において確認すること、及び実施状況等の報告を臨床研究中核病院に求めることと

したうえで、保険外併用療養費制度の中に位置づける」ものです。

患者申出療養として実施されることが想定されるのは、「先進医療の対象にならないが、一定の安全性・有効性が確認された医療」で、保険収載を目指すものです。具体的には次のようなものになります。

・既に実施されている先進医療を身近な医療機関で実施することを希望する患者に対する療養
・先進医療の実施計画（適格基準）対象外の患者に対する療養
・既に実施されていて、新規組入が終了した先進医療を実施することを希望する患者に対する療養
・先進医療として実施されていない療養
・現行の治験の対象外の患者に対して治験薬等を用いる医療

Q.82 「高齢者の医療の確保に関する法律の規定による療養の給付等の取扱い及び担当に関する基準（療養担当基準）」とは、どのようなものですか。

「療養担当基準」は、後期高齢者医療に関して保険診療のルールを定めた規定です（高齢者の医療の確保に関する法律第71条第1項）。大枠は療養担当規則と同じであり、後期高齢者医療に特有な部分のみ差異があります。

療養担当基準も保険診療のルールを定めた規定ですので、これに違反すると取消事由となり、取消処分の対象とされるリスクがあります。したがって、保険医療機関はこれをきちんと遵守していく必要があります。

後期高齢者医療に特有の規定としては、まず入院について、「保険医療機関が取り扱う長期入院患者に対する療養の給付及び保険外併用療養費に係る療養は、漫然かつ画一的なものとならないこと」（療養担当基準第2条第2項1、同第12条第1項1）と定め、「入院の継続は、患者の病状に照らし、常にその要否を判定するとともに、慢性疾患により入院が長期にわたる者については、特にこの判定を適切に行わなければな

らない」（療養担当基準第20条8のニ）としています。退院については、
「保険医療機関は、患者の退院に際しては、本人又はその家族等に対し、
適切な指導を行うとともに、退院後の担当医師に対する情報の提供及び
保健サービス又は福祉サービスを提供する者との連携に努めなければな
らない」と定められています（療養担当基準第11条第3項、同第20条
8のホ）。

　施設入所については、「医師である保険医は、施設入所者を診療する
場合には、当該介護老人保健施設の医師から当該施設入所者の診療状況
に関する情報の提供を受けるものとし、その情報により適切な診療を行
わなければならない」（療養担当基準第19条の4第1項）とし、また
「医師である保険医は、施設入所者を診療した場合には、当該介護老人
保健施設の医師に対し当該施設入所者の療養上必要な情報の提供を行わ
なければならない」（療養担当基準第19条の4第2項）と定めています。
往診については、「施設入所者に対する往診は、当該介護老人保健施設
の医師との連携に配意して行い、みだりにこれを行つてはならない」
（療養担当基準第20条一のニ）と規定されています。

　さらに患者への指導について、「保険医は、患者に対し、健康に対す
る自己責任の意識の涵養並びにその者の日常生活及び居宅環境の的確な
把握に努め、本人又は必要に応じその家族等に対し、病状に応じた適切
な指導を行わなければならない」（療養担当基準第14条）と規定し、後
期高齢者の生活状況や居宅環境を把握すること、本人のみならず家族へ
の指導を行うことが求められています。

Q.83 歯科医師が「歯科材料」について注意すべき点は何ですか。

　療養担当規則第19条第2項では、歯科固有の規定として、保険診療
において使用できる「歯科材料」の制限について定め、「歯科医師であ

る保険医は、厚生労働大臣の定める歯科材料以外の歯科材料を歯冠修復及び欠損補綴において使用してはならない。ただし、治験に係る診療において、当該治験の対象とされる機械器具等を使用する場合その他厚生労働大臣が定める場合においては、この限りでない」と規定されています。

　①保険外併用療養費制度で認められている「前歯の金合金等、金属床総義歯、予約診療、時間外診療、小児う蝕の指導管理」等や、②「歯科通知文　第12部歯冠修復及び欠損補綴　通則21」で定められた条件を満たさない場合、混合診療となり、保険診療の対象外となってしまいます。②は診療録に明確に記載することが要件となっていますので、注意してください。

【歯科通知文　第12部歯冠修復及び欠損補綴　通則21】

　保険給付外の材料等による歯冠修復及び欠損補綴は保険給付外の治療となるが、この取扱いは、歯及び口腔に対する治療体系が細分化されている歯科治療の特殊性に鑑み、当該治療を患者が希望した場合に限り、歯冠修復にあっては歯冠形成（支台築造を含む。）以降、欠損補綴にあっては補綴時診断以降を、保険給付外の扱いとする。その際に、当該治療を行った場合は、診療録に自費診療への移行等や当該部位に係る保険診療が完結している旨が判るように明確に記載する。

Q.84 歯科医師が「歯科診療の具体的方針」について注意すべき点は何ですか。

　療養担当規則第21条は、保険診療に関する「歯科診療の具体的方針」について定めたものです。とくに歯科特有のものとして、第21条6号は「歯冠修復及び欠損補綴」に関する扱いを定め、9号は「歯科矯正」に関する扱いを定めています。

6号は、「歯冠修復及び欠損補綴」に関する①濃厚（過剰）診療の禁止の原則「必要性を十分考慮した上で必要の範囲内で行う」について規定するとともに、②歯冠修復や欠損補綴に特有の注意事項を定めています。たとえば、歯冠修復における代用合金（金銀パラジウム合金、銀合金等）使用の原則などです。歯冠修復に関しては、例外的に「前歯部に金合金、白金加金を用いた場合」に差額徴収が認められています（第21条6号イ（2））。

【療養担当規則】

（第21条）

六　歯冠修復及び欠損補綴は、次に掲げる基準によつて行う。

イ　歯冠修復

（1）歯冠修復は、必要があると認められる場合に行うとともに、これを行つた場合は、歯冠修復物の維持管理に努めるものとする。

（2）歯冠修復において金属を使用する場合は、代用合金を使用するものとする。ただし、前歯部の金属歯冠修復については金合金又は白金加金を使用することができるものとする。

ロ　欠損補綴

（1）有床義歯

（一）有床義歯は、必要があると認められる場合に行う。

（二）鉤は、金位14カラット合金又は代用合金を使用する。

（三）バーは、代用合金を使用する。

（2）ブリッジ

（一）ブリッジは、必要があると認められる場合に行うとともに、これを行つた場合は、その維持管理に努めるものとする。

（二）ブリッジは、金位14カラット合金又は代用合金を使用する。ただし、金位14カラット合金は、前歯部の複雑窩洞又はポンティックに限つて使用する。

（3）口蓋補綴及び顎補綴並びに広範囲顎骨支持型補綴

> 口蓋補綴及び顎補綴並びに広範囲顎骨支持型補綴は、必要があると認められる場合に行う。

　9号は、保険診療での「歯科矯正」の扱いを規定しており、「歯科矯正は、療養の給付の対象として行つてはならない。ただし、別に厚生労働大臣が定める場合においては、この限りでない」とされています。歯科矯正の保険診療の対象は、①施設基準を地方厚生（支）局長に届け出た保険医療機関で、②厚生労働大臣が定める疾患に起因した咬合異常に対する矯正歯科治療、ならびに顎の外科手術を要する顎変形症の手術前、手術後の矯正歯科治療、および前歯3歯以上の永久歯萌出不全に起因した咬合異常（埋伏歯開窓術を必要とするもの）に限られます。

第4章

薬担規則に基づく保険調剤

Q.85 薬担規則で定められている「保険薬局の独立性」とは、どのようなものでしょうか。

　保険薬局及び保険薬剤師療養担当規則（薬担規則）第2条の3第1項の1は、保険薬局が「保険医療機関と一体的な構造とし、又は保険医療機関と一体的な経営を行うこと」を禁止しています。

　これは、保険医療機関と保険薬局が癒着することを防止し、医薬分業の趣旨を徹底し、患者の安全性を確保することを目的とした規定です。これにより、保険薬局は、保険医療機関から構造的にも経営的にも独立していることが求められます。

　また、薬担規則第2条の3第1項の2は、「保険医療機関又は保険医に対し、患者に対して特定の保険薬局において調剤を受けるべき旨の指示等を行うことの対償として、金品その他の財産上の利益を供与すること」を禁止しています。

Q.86 薬担規則で定められている「保険医療機関と一体的な構造」とは、どのような場合を指すのでしょうか。

　厚生労働省によれば、「保険医療機関と一体的な構造」とは、患者を含む一般人が当該保険薬局に自由に行き来できるような構造を有しないものとされています。具体的には以下のようなものです。

　ア　保険医療機関の建物内にあるものであって、当該保険医療機関の調剤所と同様とみられるもの
　イ　保険医療機関の建物と専用通路等で接続されているもの
　ウ　ア又はイに該当しないが、保険医療機関と同一敷地内に存在するものであって、当該保険薬局の存在や出入口を公道等から容易に確認で

> きないもの、当該保険医療機関の休診日に公道等から当該保険薬局に行き来できなくなるもの、実際には当該保険医療機関を受診した患者の来局しか想定できないもの

　なお、東京高等裁判所平成25年6月26日は、保険薬局が保険医療機関と一体的な構造とすることを禁止する薬担規則第2条の3に反するとして指定拒否処分を受けたことに対し、同処分の取消を求めた訴訟において、「保険薬局の保険医療機関からの経営上の独立性を確保するためにも、保険薬局の保険医療機関からの構造上の独立性を確保しておく必要があるとはいえるが、構造上の独立性に関する本件規則2条の3第1項1号の規定については、医薬分業の目的達成という見地からすると、より間接的な要件といえるから、当該事案において、経営上の独立性が十分に確保されている場合には、構造上の独立性に関する規定は緩やかに解するのが相当である」と判示しています。
　この裁判例の事案は、保険医療機関がテナントで入っているビルに薬局を開設しようとしたものですが、経営上の独立性が十分に確保されていれば保険医療機関が同一のビルに入っていても構造上の独立性が認められるとした点で、保険薬局の独立性の判断に関する重要な裁判例であると言えます。
　また、規制改革実施計画（平成27年6月30日閣議決定）では、「医薬分業の本旨を推進する措置を講じる中で、患者の薬局選択の自由を確保しつつ、患者の利便性に配慮する観点から、保険薬局と保険医療機関の間で、患者が公道を介して行き来することを求め、また、その結果フェンスが設置されるような現行の構造上の規制を改める」とされています。したがって、保険薬局が「保険医療機関と一体的な構造」とならないようにするために、保険医療機関との間にフェンス等を設置する必要は必ずしもありません。

Q.87 薬担規則にある 「保険医療機関と一体的な経営」とは、 どのような場合を指すのでしょうか。

　厚生労働省によれば、「保険医療機関と一体的な経営を行う」とは、①保険医療機関と保険薬局が一定の近接的な位置関係にあり、かつ、②次のアからエまでに規定するような経営主体の実質的同一性が認められる場合または機能上医療機関とのつながりが強いとみなされる場合を指すとされています。

> ア　保険薬局の開設者（法人たる保険薬局の役員を含む。）が当該保険医療機関の開設者（特定保険医療機関の開設者が法人の場合にあっては、当該法人の役員を含む。）又は開設者と同居又は開設者と生計を一にする近親者であるもの。
>
> イ　保険薬局の開設者と保険医療機関の開設者の間の資本関係が実質的に同一であるもの（法人の場合にあっては当該法人の役員が経営するものを含む。）
>
> ウ　職員の勤務体制、医薬品の購入管理、調剤報酬の請求事務、患者の一部負担金の徴収に係る経理事務等が特定保険医療機関と明確に区別されていないもの。
>
> エ　特定の保険医療機関との間で、いわゆる約束処方、患者誘導等が行われているもの。

　保険薬局としては、上記アからエに該当することがないように注意する必要があります。

Q.88 保険薬局において行わなければならない とされる標示や掲示には、 どのようなものがありますか。

　保険医療機関の掲示事項は、保険医療機関が提供する医療サービスの内容及び費用に関する事項について、患者に対する情報の提供の促進を図る観点から定められています。

　保険薬局においては、以下のような標示や掲示を行わなければならないとされています。

・保険薬局である旨の標示
・開局時間、休業日並びに時間外、休日、深夜における調剤応需体制に関する事項
・調剤報酬点数表に関する事項
・地域支援体制加算に関する事項
・後発医薬品調剤体制加算に関する事項
・無菌製剤処理加算に関する事項
・在宅患者訪問薬剤管理指導料に関する事項
・明細書の発行状況に関する事項

　保険薬局における具体的な掲示事項や掲示方法については、通常、各都道府県の薬剤師会の会員ページ内に情報が提供されますので、そちらも参照してください。

Q.89 保険薬局が、保険調剤の一部負担金の 受領に際して患者にポイントを 付与することはできますか。

　一部負担金の受領に際してポイントを付与することは、経済上の利益

を与えることで患者を誘引することになり、実質的に一部負担金の減免にあたるとの考えから、認められていません。厚生労働省の通知（平成24年9月14日、保険発0914第1号）では、「一部負担金等の受領に応じて専らポイントの付与及びその還元を目的とするポイントカードについては、ポイントの付与を認めないことを原則とする」とされています。

なお、クレジットカードや電子マネーによる支払いで発生するポイントについては、当面やむを得ないものとして黙認されています。これは、ポイントカードが専ら経済上の利益により患者を誘引するためのものであるのに対し、クレジットカードや電子マネーは患者の支払いの利便性を確保するという側面があることによると考えられます。

Q.90 保険薬剤師は、患者の服薬状況や服薬歴に関し、保険薬局で把握している限りの情報を確認すればよいのでしょうか。

薬担規則第8条第2項において、保険薬剤師は「患者の服薬状況及び薬剤服用歴を確認しなければならない」と規定されています。これに関しては、保険薬局で把握している限りの服用歴のみではなく、患者から直接聞いた情報や、お薬手帳に記載された薬剤服用歴を確認すべきです。その時点で適切な薬を処方するためには、既存の情報のみでは足りないからです。

たとえば、患者の体質（アレルギー歴、副作用歴等を含む）、薬学的管理に必要な患者の生活像及び後発医薬品の使用に関する患者の意向、疾患に関する情報（既往歴、合併症）、併用薬（要指導医薬品、一般用医薬品、医薬部外品及び健康食品を含む）等の状況や、服用薬と相互作用が認められる飲食物の摂取状況、服薬状況（残薬の状況を含む）、服薬中の患者の体調変化（副作用が疑われる症状など）等を確認することになります。

Q.91

保険薬局は患者に領収証を交付しなければならないとされていますが、どのような領収証を交付する必要があるのでしょうか。

　薬担規則第 4 条の 2 第 1 項では、患者に対し、「個別の費用ごとに区分して記載した領収証を無償で交付しなければならない」とされています。この領収証については、厚生労働省によって標準的な書式が示されていますので、その内容を具備したものであれば十分です。書式については 181 ページを参照してください。

　薬担規則第 4 条の 2 第 1 項では、「保険薬局は、前条の規定により患者から費用の支払を受けるときは、正当な理由がない限り、個別の費用ごとに区分して記載した領収証を無償で交付しなければならない」と規定されています。「前条の規定により患者から費用の支払をうけるとき」とは、第 4 条の患者一部負担金を受領する場合を指し、その場合には領収証を交付する義務があると規定されています。そのため、公費負担医療の適用により自己負担金のない患者に対して領収証を交付する義務はありませんが、明細書については交付の義務があるので注意が必要です。

Q.92

処方箋及び調剤録は、どのくらいの期間保存しなければならないのでしょうか。

　処方箋、調剤録はともに、「完結の日」から 3 年間保存する必要があります。

　処方箋に関する「完結の日」とは、「調剤済みとなった日」を指します。そのため、処方箋は、調剤済みとなった日から 3 年間保存するようにしてください。

　また、調剤録に関する「完結の日」とは、「最終の記入の日」を指し

ます。そのため、調剤録は、最終の記入の日から３年間保存するように
してください。

第 5 章

個別指導で注意すべき指摘事項

（医科編）

Q.93 | 診療録は診療の都度記載する必要があるとのことですが、個別指導対策として注意すべき点は何ですか。

　診療録には診療の都度、経過を記載する必要があります。したがって必然的に、外来患者であれば受診の都度、入院患者であれば原則として毎日、診療録の記載を行う必要があります。

　また、慢性期入院患者、集中治療室入室中の患者、慢性疾患で長期通院中の患者等についても、診療録の記載が必要なため、毎日記載することが好ましく、後日になって記憶を頼りに診療録を作成することは避けなければならないとされています。

　地方厚生局が個別指導時に「都度記載」について指摘している事項として、下記があります。

> ・医師による日々の診療内容の記載が全くない日が散見される
> ・医師による日々の診療内容の記載が極めて乏しい
> ・医師の診察に関する記載がなく、消炎鎮痛等処置等の治療が行われている
> ・医師の診察に関する記載がなく、「do」等の記載で、投薬等の治療が行われている

　また、診療録第1面（療養担当規則様式第一号（一）の1）に記載している傷病名について、その傷病を診断した経緯または根拠の記載がない（例：両足関節痛、脂質異常症）、傷病手当金に係る意見書を交付した場合であるにもかかわらず労務不能に関する意見欄への記載がない、といったケースも挙げられています。

　診療録の記載が不十分な場合、実際に診察を行っていたとしても、医師法第20条で禁止されている「無診察治療」と誤解されるおそれがあります。また診療録に記載していないにもかかわらず診療報酬の請求が

行われた場合には、不正請求とみなされる可能性があります。

　こうしたことから、医師は診療の都度、遅滞なく必要事項の記載を十分に行ってください。とくに、症状、所見、治療計画等に関する記載の充実を図ることに留意しましょう。個別指導では、とくに初診時に患者から聴取した既往歴・現病歴・アレルギー歴についての記載が不十分とされ、より充実した内容にすることが求められるケースがあります。また、紙媒体の診療録の場合、①記載内容が判読できない、②時系列で記載がなされていない、③鉛筆で記載している（診療録の記載はインクまたはボールペンを用いる）、④修正液、修正テープ、塗りつぶしまたは貼紙により修正しているため修正前の記載内容が判別できない（修正は二重線により行うこと）、⑤診療録の保存期間の経過を待たずに廃棄されている、⑥複数の保険医が一人の患者の診療に当たっている場合において、署名または記名押印が診療の都度なされていないため診療の責任の所在が明らかでない、といった問題が指摘される場合もあります。紙媒体の診療録の記載については**Q.54**も参照してください。

Q.94 診療録への傷病名の記載について、個別指導対策として注意すべき点は何ですか。

　診療録の記載が保険診療における保険請求の根拠であることから、診療録には傷病名の適切で正確な記載が求められています。地方厚生局が個別指導時に「傷病名の記載」について指摘している事項として、下記があります。

（1）傷病名の記載又は入力について、不適切とされた例
①診療録と診療報酬明細書の記載が一致しない
②「傷病名」欄への記載は、1行に1傷病名を記載すること
③傷病名を診療録の傷病名欄から削除している。当該傷病に対する診療

が終了した場合には、傷病名を削除するのではなく、転帰を記載する
　こと

④請求事務担当者が転帰を記載している。傷病名は、必ず医師が記載す
　ること

⑤傷病名の開始日、終了日又は転帰の記載がない

⑥主病の指定が適切に行われていない

（2）傷病名の内容について、次の不適切な例

①医学的な診断根拠がない傷病名（骨粗鬆症、骨髄異形成症候群、狭心
　症、慢性胃炎急性増悪）

②医学的に妥当とは考えられない傷病名（悪性食道腫瘍、悪性胃腫瘍、
　塞栓性梗塞、MRSA感染症、ビタミンC欠乏症）

③実際には「疑い」の傷病名であるにもかかわらず、確定傷病名として
　記載しているもの（閉塞性動脈硬化症、糖尿病性網膜症、心不全、2
　型糖尿病、ヘリコバクター・ピロリ胃炎）

④次の記載がない傷病名

　急性・慢性（例：腸炎、気管支炎、胃炎、心不全、結膜炎 等）

　左右の別（例：肩関節周囲炎、腱鞘炎、結膜炎、中耳炎、変形性膝関
　　節症 等）

　部位（例：腱鞘炎、陥入爪、乾燥性湿疹、扁平母斑、皮脂欠乏症 等）

⑤単なる状態や傷病名ではない事項を傷病名欄に記載している。傷病名
　以外で診療報酬明細書に記載する必要のある事項については、摘要欄
　に記載するか、別に症状詳記（病状説明）を作成し診療報酬明細書に
　添付すること（例：経口摂取困難、感冒、頭痛、悪心 等）

　上記（2）の②にあるように、いわゆるレセプト病名（検査、投薬等
の査定を防ぐ目的で付けられた医学的な診断根拠のない傷病名）に基づ
いて保険請求することは不適切です。レセプトの請求内容を説明するう
えで傷病名のみでは不十分と考えられる場合には、摘要欄に記載するか、

別に症状詳記（病状説明）を作成し診療報酬明細書に添付しましょう（例：急性肺炎、MRSA 感染症、敗血症）。注意点を **Q.62** に記載しています。

　傷病名を適切に整理していない例として下記が挙げられています。傷病名には正しい転帰（「治癒」「軽快」等の記載）を付して、適宜整理しましょう。

①整理されていないために傷病名数が多数となっている

②長期にわたる「疑い」の傷病名（ヘリコバクター・ピロリ感染症の疑い、両緑内障の疑い、膵癌の疑い、前立腺癌の疑い、肝機能障害の疑い）

③長期にわたる急性疾患等の傷病名（急性気管支炎、急性上気道炎、ウイルス性脳炎、変形性脊椎症急性増悪、頚部多発皮下腫瘍）

④重複して付与している、又は類似の傷病名（高血圧症と本態性高血圧症、慢性便秘症と重症便秘症、糖尿病と2型糖尿病、難治性口内炎と口内炎、慢性気管支炎と慢性気管支炎（急性増悪））

Q.95 診療録の様式について、個別指導対策として注意すべき点は何ですか。

　療養担当規則第 22 条は、「保険医は、患者の診療を行つた場合には、遅滞なく、様式第一号又はこれに準ずる様式の診療録に、当該診療に関し必要な事項を記載しなければならない」としています。様式第一号は178 ページを参照してください。

　地方厚生局が個別指導時に「診療録の様式」について指摘している事項として、①労務不能に関する意見欄がない、②終了日、転帰を記載する欄がない、③「傷病名」欄がない、④「既往症・原因・主要症状・経過等」欄及び「処方・手術・処置等」欄の標記がない、⑤診療の点数等

に関する様式（診療録第3面）がない、といったものがあります。

Q.96 電子カルテ（電子媒体の記録）について、個別指導対策として注意すべき点は何ですか。

　Q.60でも述べた通り、電子カルテはパソコン等を用いて記録する性質上、紙媒体と異なる特有の注意点が存在します。厚生労働省「医療情報システムの安全管理に関するガイドライン」では、①診療録等の真正性、見読性、保存性の確保、②端末使用開始前のログアウトの状態であることについての確認、③パスワードは英数字、記号を混在させた8文字以上が望ましい、④紛失、盗難の可能性を十分考慮し、可能な限り端末内に患者情報を置かない、等の注意点が挙げられています。電子カルテを作成する際は、厚生労働省による最新のガイドラインに準拠するようにしましょう。

　地方厚生局が個別指導時に「電子カルテ（電子媒体の記録）」について指摘している事項として、下記があります。

①電子的に保存している記録（電子カルテ）の作成について
　記録の確定が速やかに行われていない
②パスワードの管理について（具体例）
　パスワードが4文字である／パスワードの更新期限を適切に設定していない／職員個々の認証番号（ID）、パスワードが適切に付与されていない／異動、退職した職員のIDの管理が適切に行われていない／情報システムへのアクセスにおける利用者の識別と認証が適切に行われていない／パスワードの設定を利用者本人が行っていない
③アクセス範囲について（具体例）
　利用者のアクセス制限を適切に設定していない／アクセスログの管理が適切に行われていない

④入力・修正について（具体例）

追記・修正等の情報が適切に記録されていない／代行入力の手順を適切に整備していない

⑤セキュリティについて（具体例）

離席時のクローズ処理が適切に行われていない／盗難防止対策が適切に行われていない／サーバ室への入退室の管理が適切に行われていない／バックアップデータの保管・管理が不十分／カルテの外部保存が適切に行われていない／個人情報保護に関する方針を策定していない／運用管理規程に定めているシステムの監査が実施されていない／情報及び情報機器の院外への持ち出しに関する方針を、運用管理規程に定めていない／医療情報システムの利用者に対する操作訓練及び個人情報保護に関する職員研修等を実施していない／個人情報の安全管理が適切に行われていない

⑥その他（具体例）

電子カルテシステムと他の周辺機器との時刻を同期させていない／時刻の精度が保たれていない／診療録が紙によるものと医療情報システム（電子カルテ）によるものが混在している／診療録が散逸しており適切に管理されていない／医療保険と介護保険の記載が区別されていない／保険診療の診療録と保険外診療の診療録が混在している／訪問診療と訪問看護のいずれを実施したものであるのか診療録上判別できない／全ての患者、入院患者、透析患者について作成されていない／記載漏れ、合計点数のみで算定項目名と点数内訳の記載がない／診療録と診療報酬明細書（レセプト）とで患者の診療日が相違している

Q.97 レセプトの記載等について、個別指導対策として注意すべき点は何ですか。

　レセプト（診療報酬明細書）の記載に関して心がけるべき点として、まず診療報酬の請求に当たっては、医師と請求事務担当者が連携を図り、適正な保険請求を行う必要があります。また、診療報酬明細書を審査支払機関に提出する前に、医師みずから十分に点検を行うようにしてください。Q.15でも点検ポイントを解説しています。

　地方厚生局が個別指導時に「診療報酬明細書の記載等」について指摘している事項として、①実際の診療録の内容と診療報酬明細書上の記載が異なる、②同一の傷病名であるものについて、月によって診療報酬明細書上の診療開始年月日が異なる、③主傷病名は原則1つとされているところ、多数の傷病を主傷病名としている、④主傷病名と副傷病名を区別していない（主傷病名がない）、⑤摘要欄の記載につき、退院時共同指導料1について入院日の記載がない、等があります。

Q.98 一部負担金の受領について、個別指導対策として注意すべき点は何ですか。

　地方厚生局が個別指導時に「一部負担金の受領」について指摘している事項として、下記があります。

①受領すべき者から受領していない（例：従業員及びその家族）

②計算方法が誤っている（四捨五入していない、端数切り上げで処理されている）

③患者から一部負担金を受領した後に診療報酬の請求内容を変更し、又は減額査定されたことにより、患者から受領した一部負担金額に変更

が生じた場合は、差額を徴収又は返金すること
④一部負担金等の計算記録の保管方法が不適切である（診療録第3面
（療担規則様式第一号（一）の3）がない）
⑤未収の一部負担金の管理が不十分な例が認められたので改めること
（管理簿を作成していない、納入督促を行っていない）

上記①については、**Q.63** でも述べた通り、クリニックの従業員やその家族を治療する場合であっても、一部負担金を窓口で減免することは許されません（療養担当規則第5条）。仮に従業員の福利厚生を行うのであれば、スタッフに実際にかかった費用をいったんは負担してもらい、別途相当額分の給与や賞与を与えるといった方法で調整するようにしましょう。

Q.99 領収証等の交付について、個別指導対策として注意すべき点は何ですか。

Q.66 でも述べた通り、患者に交付すべき領収証については、個別の費用ごとに区分して記載することが要求されています（療養担当規則第5条の2）。「医療費の内容の分かる領収証及び個別の診療報酬の算定項目の分かる明細書の交付について」（平成30年3月5日保発0305第2号）では、「別紙様式1：医科診療報酬の例」で、保険請求の区分として、「初・再診料」「入院料等」「医学管理等」「在宅医療」「検査」「画像診断」「投薬」「注射」「リハビリテーション」「精神科専門療法」「処置」「手術」「麻酔」「放射線治療」「病理診断」「診断群分類（DPC）」「食事療養」「生活療法」が挙げられています。

個別指導時には、領収証に消費税に関する文言がない、個別の費用ごとに区分した領収証を発行していない等の点が不適切事由として指摘されることがありますので、注意してください。

Q.100 基本診療料について、個別指導対策として注意すべき点は何ですか。

　健康保険法第76条第2項では、「療養の給付に要する費用の額は、厚生労働大臣が定めるところにより、算定するものとする」とされており、高齢者の医療の確保に関する法律第71条第2項にも同様の記述があります。それに基づいて、診療報酬の算定方法（平成20年厚生労働省告示第59号）が規定されています。その算定方法に基づき、点数表、薬価基準、特定医療材料、疑義解釈等に照らして、請求が適正になされているかが審査されます。

　地方厚生局が個別指導時に「基本診療料」について指摘している事項として、下記があります。

（1）初・再診料についての不適切な例

①初診料・再診料

　ア　慢性疾患等明らかに同一の疾病又は傷病の診療を行った場合に、初診料を算定している

　イ　電話等による再診について、再診以後、当該患者又はその看護に当たっている者から直接又は間接に、治療上の意見を求められて、必要な指示を行った場合に該当しないものについて算定している

②再診料：初診又は再診に附随する一連の行為で来院したものについて再診料を算定している

③加算等

　ア　休日加算：受診日が該当しない

　イ　時間外加算：時間外加算について、常態として診療応需の態勢をとっている時間に算定している

　ウ　外来管理加算：患者からの聴取事項や診察所見の要点について診療録への記載がない／やむを得ない事情で看護に当たっている者から

症状を聞いて薬剤を投与した場合であるにもかかわらず算定している

エ 地域包括診療加算：患者が受診している医療機関を全て把握していない／患者に対して他医療機関から処方されているものも含めた全ての医薬品を管理していることを診療録に記載していない

（2）入院料についての不適切な例

①入院診療計画

ア 入院診療計画書の様式について、参考様式で示している以下の項目がない：特別な栄養管理の必要性

イ 説明に用いた文書について、参考様式で示している以下の項目についての記載がない：主治医以外の担当者名／症状／検査内容及び日程／手術内容及び日程／特別な栄養管理の必要性

ウ 説明に用いた文書について、記載内容が不適切である：特別な栄養管理の必要性があるにもかかわらず、「無」になっている／「その他（看護計画、リハビリテーション等の計画）」の記載内容が画一的であり、個々の患者の病状に応じたものとなっていない／平易な用語を用いておらず、患者にとって分かりにくいものとなっている

エ 医師、看護師のみが計画を策定し、関係職種が共同して策定していない

②褥瘡対策

ア 届出された専任の医師が褥瘡対策の評価を行っていない

イ 届出された専任の看護職員以外の看護職員が褥瘡対策に関する診療計画を作成している

③栄養管理体制：特別な栄養管理の必要があるにもかかわらず、栄養管理計画を作成していない

（3）入院基本料等加算について、次の不適切な例が認められたので改めること

①救急医療管理加算：加算対象の状態ではない患者に対して算定している

②重症者等療養環境特別加算：加算対象の状態ではない患者に対して算定している

③栄養サポートチーム加算

　ア　加算対象の状態ではない患者に対して算定している

　イ　診療を担当する保険医、看護師等と共同で栄養治療実施計画を作成していない

　ウ　退院・転院時の診療情報提供書に、栄養治療実施報告書を添付していない

④褥瘡ハイリスク患者ケア加算：専従の褥瘡管理者以外の者が実施したものについて算定している

⑤総合評価加算：総合的な機能評価の結果について患者及びその家族等に説明した内容の診療録への記載がない

⑥入退院支援加算：退院先について、診療録に記載していない

⑦回復期リハビリテーション病棟入院料：入院時に行った日常生活機能評価の結果について、診療録に記載していない

⑧地域包括ケア病棟入院料・地域包括ケア入院管理料：退室先を診療録に記載していない

Q.101 医学管理等について、個別指導対策として注意すべき点は何ですか。

　医科診療報酬点数表における「医学管理等」とは、処置や投薬等の物理的な技術料と異なり、医師による患者指導や医学的管理そのものを評価する診療報酬項目です。対象患者に指導を行ったのみでは算定できず、指導内容、治療計画等の診療録に記載すべき事項が、算定要件としてそれぞれの項目ごとに定められていることに留意する必要があります。

　地方厚生局が個別指導時に「医学管理等」について指摘している事項
として、下記があります。

（1）特定疾患療養管理料についての不適切な例

①治療計画に基づく、服薬、運動、栄養等の療養上の管理内容の要点に
　ついて診療録への記載がない

②算定対象外である主病について算定している

③主病でない疾患について算定している

（2）特定疾患治療管理料についての不適切な例

①特定薬剤治療管理料

　ア　薬剤の血中濃度及び治療計画の要点について診療録への記載がない

　イ　抗てんかん剤又は免疫抑制剤の投与を行っている患者以外の患者に
　　　ついて、4月目以降も所定点数で算定している

②悪性腫瘍特異物質治療管理料

　ア　悪性腫瘍であると既に確定診断した患者以外の者に対して算定して
　　　いる

　イ　腫瘍マーカー検査の結果及び治療計画の要点について診療録への記
　　　載がない

③小児特定疾患カウンセリング料：カウンセリングに係る概要について
　の診療録への記載がない

④てんかん指導料：診療計画及び診療内容の要点について診療録への記
　載がない

⑤難病外来指導管理料：診療計画及び診療内容の要点について診療録へ
　の記載が不十分である

⑥皮膚科特定疾患指導管理料：診療計画及び指導内容の要点について診
　療録への記載が不十分である

⑦外来栄養食事指導料：食事計画案等を交付していない／診療録に医師
　が管理栄養士に対して指示した事項の記載が不十分である／管理栄養

士への指示事項に、熱量・熱量構成、蛋白質、脂質その他の栄養素の量、病態に応じた食事の形態等に係る情報のうち、医師が必要と認めるものに関する具体的な指示が含まれていない

⑧がん性疼痛緩和指導管理料：麻薬の処方前の疼痛の程度、麻薬処方後の効果判定、副作用の有無、治療計画及び指導内容の要点の診療録への記載がない

⑨がん患者指導管理料：指導内容等の要点について診療録への記載が不十分である

（3）乳幼児育児栄養指導料についての不適切な例
　指導の要点について診療録への記載がない

（4）外来リハビリテーション診療料2についての不適切な例
　疾患別リハビリテーション料の算定ごとに当該患者のリハビリテーションの効果や進捗状況等を確認した内容について、診療録への記載がない

（5）ニコチン依存症管理料についての不適切な例
　治療管理の要点について診療録への記載が不十分である

（6）リンパ浮腫指導管理料についての不適切な例
　指導内容の要点について診療録への記載が不十分である

（7）退院時リハビリテーション指導料についての不適切な例
①指示内容の要点について診療録等への記載が不十分である
②患家の家屋構造、介護力等を確認していない

（8）薬剤総合評価調整管理料についての不適切な例
　処方の内容を総合的に評価した内容や、処方内容の調整の要点につい

て診療録への記載がない

（9）診療情報提供料（Ⅰ）についての不適切な例

①紹介元医療機関への受診行動を伴わない患者紹介の返事について算定している

②他の医療機関から診療情報の提供を依頼され、それに回答したものについて算定している

③紹介先の機関名を特定していない文書で算定している

④交付した文書の写し（薬局に対しては他に処方箋の写し）を診療録に添付していない

⑤交付した文書の写しを診療録に添付していない

⑥交付した文書が別紙様式に準じていない。項目欄がない（例：患者の住所、電話番号、生年月日の欄　等）

⑦特別の関係にある医療機関を紹介先として交付した文書について算定している

⑧告示・通知で定められた紹介先以外の機関（特別養護老人ホーム等）に対し、診療情報を提供した場合に算定している

⑨退院時診療情報等添付加算：退院後の治療計画、検査結果、画像診断に係る画像情報その他の必要な情報を添付していないものについて算定している

（10）薬剤情報提供料についての不適切な例

診療録に薬剤情報を提供した旨の記載がない

（11）療養費同意書交付料についての不適切な例

はり・きゅうの施術に係る療養費の支給対象となる疾病であるか、適切に判断すること／患者の希望のまま、みだりに同意を与えている

Q.102 在宅患者診療・指導料について、個別指導対策として注意すべき点は何ですか。

　在宅患者診療・指導料の分類として、①患家の求めに応じて患家に赴き診療を行った場合に算定できる「往診料」、②疾病、傷病のために通院による療養が困難な患者に対して、定期的に訪問して診療を行った場合の評価である「在宅患者訪問診療料」（Ⅰ、Ⅱの区分あり）、③個別の患者ごとに総合的な在宅療養計画を作成し、患者等に対して内容を説明し、在宅療養計画及び説明の要点等をカルテに記載することで算定する「在宅時医学総合管理料・施設入居時等医学総合管理料」（厚生労働省の施設基準を満たした保険医療機関で算定可能）、④主治医が介護保険の指定居宅サービス事業者または健康保険の指定訪問看護事業者からの訪問看護の必要性を認め、患者の同意を得て、患者の選んだ訪問看護ステーションに訪問看護指示書を交付した場合に算定できる「訪問看護指示料」等があります。

　地方厚生局が個別指導時に「在宅患者診療・指導料」について指摘している事項として、下記があります。

①往診料
ア　定期的ないし計画的に患家又は他の保険医療機関に赴いて診療をしたものについて算定している
イ　緊急往診加算
　標榜時間外に行った往診について算定している。
②在宅患者訪問診療料（Ⅰ）
ア　訪問診療を行った日における当該医師の当該在宅患者に対する診療場所について診療録に記載していない
イ　看取り加算
　看取り行為を実施せずに死亡診断のみを行った場合に算定している

③在宅時医学総合管理料・施設入居時等医学総合管理料

　診療録への在宅療養計画及び説明の要点等の記載が不十分である

④訪問看護指示料

ア　訪問看護指示書の記載が不十分である

イ　訪問看護指示書等の写しを診療録に添付していない

ウ　訪問看護指示書の様式について、必要な項目が備わっていない

Q.103 在宅療養指導管理料について、個別指導対策として注意すべき点は何ですか。

　在宅医療の一分類として、患者または患者の看護に当たる者に対して、療養上必要な事項について適正な注意及び指導をしたうえで、医学管理を十分に行い、在宅療養の方法、注意点、緊急時の措置に関する指導等を行った際に算定できる「在宅療養指導管理料」があります。

　地方厚生局が個別指導時に「在宅療養指導管理料」について指摘している事項として、下記があります。

①次の在宅療養指導管理料について、対象とはならない患者に対して算定している：在宅持続陽圧呼吸療法指導管理料

②次の在宅療養指導管理料について、当該在宅療養を指示した根拠、指示事項、指導内容の要点の診療録への記載が不十分である

ア　在宅自己注射指導管理料

イ　在宅自己腹膜灌流指導管理料

ウ　在宅酸素療法指導管理料

　開始の要件を満たしていない

エ　在宅自己導尿指導管理料

オ　在宅人工呼吸指導管理料

カ　在宅持続陽圧呼吸療法指導管理料

キ　在宅悪性腫瘍等患者指導管理料

ク　在宅寝たきり患者処置指導管理料

Q.104 検査・画像診断・病理診断について、個別指導対策として注意すべき点は何ですか。

　検査の算定につき、それぞれの検査項目によっては、対象となる患者の状態等が算定要件として定められているほか、算定可能な検査の組み合わせが限定されていることに留意する必要があります。また、医学管理等と同様に、診療録やレセプトの摘要欄に記載すべき事項が定められている検査項目があることにも注意が必要です。

　各種の検査は診療上必要があると認められる場合に行うこととされており、健康診断を目的とした検査、結果が治療に反映されない研究を目的とした検査について、保険診療として請求することは認められていません。画像診断も、項目によっては、対象となる患者の状態等が算定要件として定められているほか、算定可能な検査の組み合わせが限定されていることに注意しましょう。

　地方厚生局が個別指導時に「検査・画像診断・病理診断」について指摘している事項として、下記があります。

①医学的に必要性が乏しい検査等

ア　段階を踏んでいない検査等：検体検査（尿・糞便、血液等）、HbA1c
　（スクリーニング目的に実施している例）

イ　必要以上に実施回数の多い検査

　（ア）検査は、個々の患者の状況に応じて必要な項目を選択し、必要最小限の回数で実施すること

　（イ）画一的、傾向的な検査を実施し、算定している：検体検査（尿・糞便、血液等）、生化学検査（Ｉ）

②健康診断として実施した検査

ア　症状等のない患者の希望に応じて実施した腫瘍マーカー

イ　症状等のない患者の希望に応じて実施した細菌培養同定検査

③その他不適切に実施した検査等

ア　腫瘍マーカー検査：診察及び他の検査・画像診断等の結果から悪性腫瘍の患者であることが強く疑われる者以外の者に対して実施している

イ　インフルエンザウイルス抗原定性：発症後48時間経過後に実施したものを算定している

ウ　呼吸心拍監視：診療録に観察した呼吸曲線、心電曲線、心拍数のそれぞれの観察結果の要点の記載がない

エ　経皮的動脈血酸素飽和度測定：酸素吸入を行っていない患者、又はその他の要件にも該当しない患者に対して算定している

オ　人格検査：診療録に分析結果を記載していない

カ　病理判断料：診療録に病理学的検査の結果に基づく病理判断の要点の記載がない

キ　算定要件を満たさない検査の実施例：外来迅速検体検査加算について、当日中に説明し、文書による情報提供を行っていない

Q.105 投薬・注射、薬剤料等について、個別指導対策として注意すべき点は何ですか。

　薬剤の使用に当たっては、医薬品医療機器等法承認事項（効能・効果、用法・用量、禁忌等）を遵守する必要があり、患者を診察することなく投薬、注射、処方箋を交付することはできません（療養担当規則第12条、医師法第20条）。

　保険診療においては、厚生労働大臣の定める医薬品以外の薬剤を用いることはできません（療養担当規則第19条）。また、経口投与を原則とし、注射は、経口投与では治療の効果が期待できない場合や、とくに迅

速な治療効果を期待する場合に行うものとされています（療養担当規則第 20 条第 4 号）。

　投薬日数は、医学的に予見することができる必要期間に従ったもの、または症状の経過に応じたものでなければならないとされています。また、投与期間に上限が設けられている医薬品は、厚生労働大臣が定めるものごとに 1 回 14 日分、30 日分または 90 日分が限度とされています（療養担当規則第 20 条第 2 号）。さらに、投薬及び処方箋の交付を行うに当たっては、後発医薬品（ジェネリック医薬品）の使用を考慮するとともに、患者に後発医薬品を選択する機会を提供するなど、患者が後発医薬品を選択しやすくするための対応に努めなければならないとされています（療養担当規則第 20 条第 2 号）。

　地方厚生局が個別指導時に「投薬・注射、薬剤料等」について指摘している事項として、下記があります。

①禁忌投与の例：心不全の患者に対するピオグリタゾンの投与／うっ血性心不全の患者に対するビーフリード輸液の投与／肝機能障害の患者に対するアトルバスタチンの投与／胃潰瘍の患者に対するロキソプロフェンの投与

②適応外投与の例：閉塞性動脈硬化症の患者に対するアルプロスタジル（パルクス注ディスポ）、MRSA 感染症の患者以外の患者に対するタプトマイシン（キュビシン静注用）及びアルベカシン硫酸炎（ハベカシン注射液）／前立腺肥大、排尿困難に対するジスチグミン臭化物錠 5 mg 1 錠／気管支喘息に対してエリスロシン錠

③次の用法外投与の例が認められたので改めること：オメプラゾール錠 10mg ／タケキャブ錠 10mg

④長期漫然投与の例：メコバラミン錠 500 ／逆流性食道炎の患者に対する PPI 製剤

⑤重複投与の例：成分、作用機序がほぼ同一のものを併用（ファムビル錠 250mg ／ゾビラックス点滴静注用 250 ／アラセーナ A 軟膏 3 ％）／

注射薬と内服薬の併用（セフトリアキソンナトリウム静注とレボフロキサシン錠）

⑥抗菌薬等の使用についての不適切な例：細菌培養同定検査、薬剤感受性検査等の適正な手順を踏まずに、必要性の乏しい広域抗菌薬を投与している／細菌感染症の所見、徴候が認められない患者に対して、予防的に抗菌薬を投与している／治療効果や薬剤感受性試験の結果を検討しないまま漫然と長期間投与を継続している／抗菌スペクトルを検討せずに必要以上の多剤併用を行っている

⑦薬剤の投与についての不適切な例：ビタミン剤の投与について（ビタミン剤の投与が必要かつ有効と判断した趣旨が具体的に診療録及び診療報酬明細書に記載されていない）／注射実施料（精密持続点滴注射加算を緩徐に注入する必要がない薬剤を注入した場合に算定している）／注射（経口投与が可能であるものについて、注射により薬剤を投与している。注射については、経口投与をすることができないとき、経口投与による治療の効果を期待することができないとき、特に迅速な治療をする必要があるとき、その他注射によらなければ治療の効果を得ることが困難であるとき等、使用の必要性について考慮した上で行うこと。感染症の患者に対するクラリスロマイシン錠とリズピオン注の併用、メコバラミン錠の継続患者に対するシアノコバラミン注射液）

⑧特定疾患処方管理加算：算定対象の疾患が主病でない患者について算定している

⑨特定疾患処方管理加算2：算定対象の疾患が主病でない患者について算定している／算定対象となる主病に係る薬剤の処方が28日未満であるにもかかわらず算定している

Q.106 リハビリテーションについて、個別指導対策として注意すべき点は何ですか。

　リハビリテーション料の算定の際には、リハビリテーション実施計画の作成、患者に対する実施計画の内容の説明、定期的な効果判定等を行う必要があります。

　疾患別リハビリテーション料は、リハビリテーションの目的と対象疾患ごとに5つに区分されていますが、その算定上の留意点として、①医師は定期的な機能検査等をもとに効果判定を行い、リハビリテーション実施計画を作成するとともに、リハビリテーションの開始時とその後3ヵ月に1回以上患者に対してリハビリテーション実施計画の内容を説明し、診療録にその要点を記載する、②個々の患者の状態に応じて行ったリハビリテーションのみ算定可能であり、集団療法として行った場合については算定できない、③物理療法のみを行った場合はリハビリテーション料として算定できず、処置料の該当項目により算定する、④発症後早期のリハビリテーションを図るためより早期に実施したものについて加算が設けられている、等が挙げられます。

　疾患別リハビリテーションには算定日数制限が設けられています。また、「リハビリテーション総合計画評価料」という項目もあります。これは、定期的な医師の診察及び運動機能検査または作業能力検査等の結果に基づき、医師、看護師、理学療法士、作業療法士、言語聴覚士、社会福祉士等の多職種が共同してリハビリテーション総合実施計画を作成し、これに基づいて行ったリハビリテーションの効果、実施方法等について共同して評価を行った場合に算定できるものです。

　地方厚生局が個別指導時に「リハビリテーション」について指摘している事項として、下記があります。

（1）疾患別リハビリテーションについての不適切な例

①実施体制：従事者1人1日当たりの実施単位数を適切に管理していない／職員1人当たりの実施単位が1週間で108単位を超過している

②リハビリテーション実施計画：実施計画書を作成していない／実施計画書の内容が画一的である／開始時の又は3か月毎の実施計画の説明の要点を診療録に記載していない

③機能訓練の記録：機能訓練の開始時刻及び終了時刻の診療録等への記載がない／機能訓練の内容の要点について診療録等への記録が画一的である／機能訓練の開始時刻及び終了時刻の診療録等への記載がない又は画一的である

④適応及び内容：対象疾患に該当するとした診断根拠が確認できない／対象疾患以外の患者に対して算定している／医学的に最も適当な区分とは考えられない区分で算定している

⑤リハビリテーションの起算日：標準的算定日数を経過する毎に対象疾患を変更している／同じ疾病のリハビリテーションを継続して行う場合に、発症日をリセットしている

⑥早期リハビリテーション加算について、手術を実施したもの及び急性増悪したものを除いて算定できない患者に対して算定している

⑦初期加算について、手術を実施したもの及び急性増悪したものを除いて算定できない患者に対して算定している

（2）リハビリテーション総合計画評価料についての不適切な例

①リハビリテーション総合実施計画書の記載内容が画一的である

②リハビリテーションが開始されてから評価ができる期間に達しているとは考え難い場合で算定している

③リハビリテーション総合実施計画書について、理学療法士が単独で作成し、多職種で共同して作成していない

（3）目標設定等支援・管理料についての不適切な例

①目標設定等支援・管理シートの記載内容が不十分である

②目標設定等支援・管理シートに基づいた説明について、その内容、当
該説明を患者等がどのように受け止め、どのように反応したかについ
て、診療録に記載していない

（4）摂食機能療法についての不適切な例

①定期的に摂食機能検査をもとにした効果判定を行っていない

②毎回の訓練内容を診療録に記載していない

Q.107 精神科専門療法について、個別指導対策として注意すべき点は何ですか。

　精神科専門療法には、「入院精神療法」「通院・在宅精神療法」「精神
科継続外来支援・指導料」「認知療法・認知行動療法」「精神科ショー
ト・ケア、デイ・ケア、ナイト・ケア、デイ・ナイト・ケア」「精神科
退院指導料」等の分類があります。実施した精神療法の要点、精神療法
に要した時間等を診療録に記載するといった算定要件に留意しましょう。

　地方厚生局が個別指導時に「精神科専門療法」について指摘している
事項として、下記があります。

（1）入院精神療法（Ⅰ）についての不適切な例

　診療録への当該療法の要点の記載が不十分である

（2）通院・在宅精神療法についての不適切な例

　当該療法に要した時間又は診療の要点の診療録への記載が不十分であ
る

（3）（その他の）精神科専門療法についての不適切な例

①精神科継続外来支援・指導料について、症状、服薬状況及び副作用の

有無等の確認を主とした支援・指導の要点について診療録への記載が
ない

②心身医学療法について診療録への要点の記載が不十分である

③精神科デイ・ナイト・ケア：週4日以上算定できる場合に該当しない
にもかかわらず、算定している

④精神科訪問看護・指導料について

ア　医師の保健師等に対して行った指示内容の要点について、診療録
への記載が不十分である

イ　交付した精神訪問看護指示書等の写しを診療録に添付していない

⑤抗精神病特定薬剤治療指導管理料（持続性抗精神病注射薬剤治療指導
管理料）について、治療計画及び指導内容の要点の診療録への記載が
ない

Q.108 処置料について、個別指導対策として注意すべき点は何ですか。

「処置料」については、過去の個別指導で以下の点が指摘事項とされ
たことがあるため、注意が必要です。

まず処置については、医学的な必要性、有効性の評価を適宜行い、長
期に漫然と実施しないように留意する必要があります。点数表に掲げら
れていない簡単な処置については、基本診療料に含まれ、別に算定でき
ないこととされています。また処置の範囲により点数が異なります。

皮膚科軟膏処置については、処置を実施したこと及び処置した範囲を
診療録等に記載していない場合は、不適切な例として指導の対象となり
ます。消炎鎮痛等処置を、算定要件を満たさない狭い範囲に実施したに
もかかわらず算定している場合も同様です。

Q.109 | 手術について、個別指導対策として注意すべき点は何ですか。

「手術」の算定上の留意点として、まず、点数表にない手術は保険診療では禁止されています。特殊な手術や、従来の手技と著しく異なる手術等については、必ず当局に内議する必要があります。

また、手術に関する情報提供が患者に対して適切に行われることが施設基準として定められており、要件を満たさない場合は手術料が算定できないこととなっています。

地方厚生局が個別指導時に「手術」について指摘している事項として、下記があります。

（1）手術についての不適切な例
①手術の内容、合併症及び予後等を文書を用いて詳しく説明していない
②手術記録について、適切に記載していない

（2）輸血料についての不適切な例
①文書により輸血の必要性、副作用、輸血方法及びその他の留意点等について、患者等に説明していない
②一連ではない輸血の実施に際して、その都度、輸血の必要性、副作用、輸血方法及びその他の留意点等について、患者等に対して文書による説明を行い、同意を得ていない

Q.110 | 麻酔料や麻酔管理料について、個別指導対策として注意すべき点は何ですか。

「麻酔料」や「麻酔管理料」の算定要件については、麻酔科医師のみ

が知っていればよいというものではなく、麻酔や検査麻酔等を依頼する
機会のある外科系・内科系診療科の医師も十分に知っておく必要があり
ます。麻酔料や麻酔管理料の要件を満たしているかを確認のうえ、算定
するようにしましょう。

　たとえば、あらかじめ施設基準として届け出た常勤の麻酔科標榜医以
外の医師が麻酔や麻酔前後の診察を担当した場合、麻酔管理料を算定す
ることはできません。また、麻酔管理料（Ⅱ）については、麻酔科標榜
医の指導のもと、麻酔を担当する医師（非標榜医でも可）が麻酔前後の
診察と麻酔の主たる手技を行って初めて算定できます。麻酔を担当する
医師が麻酔前後の診察を行っていないにもかかわらず算定している場合
は指摘事項となるおそれがありますので、注意しましょう。

Q.111　薬剤管理指導料等について、個別指導対策として注意すべき点は何ですか。

　「薬剤管理指導料」は、当該保険医療機関の薬剤師が医師の同意を得
て、薬剤管理指導記録に基づき、服薬指導、服薬支援その他の薬学的管
理指導（処方された薬剤の投与量、投与方法、投与速度、相互作用、重
複投薬、配合変化、配合禁忌等に関する確認並びに患者の状態を適宜確
認することによる効果、副作用等に関する状況把握を含む）を直接行っ
た場合に、週1回に限り算定できるものです。また、薬剤管理指導料の
算定対象となる小児及び精神障害者等については、必要に応じてその家
族等に対して服薬指導等を行った場合であっても算定できます。薬剤師
が医師の同意を得ていないにもかかわらず算定した場合は、不適切な算
定となります。

　「退院時薬剤情報管理指導料」は、医薬品の副作用や相互作用、重複
投薬を防止するため、患者の入院時に、必要に応じ保険薬局に照会する
などして、薬剤服用歴や患者が持参した医薬品等（医薬部外品及びいわ

ゆる健康食品等を含む）を確認するとともに、入院中に使用した主な薬剤の名称等を患者の薬剤服用歴が経時的に管理できる手帳に記載したうえで、患者の退院に際し、当該患者またはその家族等に対して退院後の薬剤の服用等に関する必要な指導を行った場合に、退院の日に１回に限り算定できます。退院時薬剤情報管理指導料を算定した場合は、薬剤情報を提供した旨及び提供した情報並びに指導した内容の要点を診療録（薬剤管理指導料を算定している場合は薬剤管理指導記録で可）に記載する必要がある点に注意しましょう。

Q.112 入院時食事療養費等について、個別指導対策として注意すべき点は何ですか。

　「入院時食事療養費等」については、食事も医療の一環であることに注意が必要です。食事療養の費用は一食ごとに算定することとなっているため、食事の開始・中止、食種の変更等の指示を適時適切に行う必要があります。医師、管理栄養士または栄養士による毎食の検食と、その所見の検食簿への記載は入院時食事療養（Ⅰ）の算定に必要なものであり、単なる「試食」ではないことに注意しましょう。

　なお、治療食等の特別食を提供する場合、「特別食加算」として加算算定ができますが、患者の状態や傷病名等が提供の要件を満たしていることを十分確認したうえで、原則として医師みずからが食事箋を作成し、オーダーを行いましょう。特別食の食事箋を医師が記載していない場合や特別食に該当しない食事に対して特別食加算を算定した場合、不適切な算定となってしまいますので注意しましょう。

Q.113　保険医療機関の掲示・届出事項等について、個別指導対策として注意すべき点は何ですか。

　保険医療機関の掲示事項は、提供する医療サービスの内容及び費用に関する事項について、患者に対する情報の提供の促進を図る観点から定められています。掲示事項はさまざまな法令に明記があり、把握するのは大変ですが、「療担規則及び薬担規則並びに療担基準に基づき厚生労働大臣が定める掲示事項等（平成 18 年 3 月 6 日、厚生労働省告示第 107 号）」を参照してください。保険医療機関であることの標示、入院基本料に関する事項、地方厚生（支）局長への届出事項に関する事項、診療報酬の算定方法、明細書の発行状況に関する事項、保険外負担に関する事項、等がこれにあたります。

　地方厚生局が個別指導時に「掲示事項」について指摘している事項として、下記があります。

（1）掲示事項について、次の不適切な事項
①施設基準に関する事項を掲示していない
②保険外負担に関する事項を掲示していない（例：診断書代、健康診断料、インフルエンザ予防接種）
③明細書の発行状況に関する事項を掲示していない
④明細書の発行状況に関する事項の掲示が誤っている
⑤明細書の発行状況に関する事項の掲示について、一部負担金等の支払がない患者に関する記載がない
⑥明細書の発行状況に関する事項の掲示について、会計窓口に明細書の交付を希望しない場合の掲示がなく、患者の意向が確認できない
⑦糖尿病合併症管理料の施設基準に関して、屋内禁煙を行っている旨を掲示していない
⑧機能強化加算の施設基準に関して、地域におけるかかりつけ機能医と

して、健康診断の結果等の健康管理に係る相談、保健・福祉サービスに関する相談及び夜間・休日の問い合わせの対応を行っている医療機関である旨を掲示していない

⑨地域包括診療加算の施設基準に関して、健康相談を実施している旨を掲示していない

⑩保険医療機関である旨の標示がない

（2）届出事項に変更がありつつも、変更の届出を怠っていた例

①診療時間の変更

②保険医の異動

③診療科の変更

　なお、保険医療機関から厚生局への届出事項に変更があった場合には、変更の届出が必要です。これを怠ると個別指導の指摘事項となるおそれがありますので、注意しましょう。

第6章

個別指導で
注意すべき
指摘事項
（歯科編）

Q.114 歯科の診療録の記載について、個別指導対策として注意すべき点は何ですか。

　歯科においても、診療報酬請求の根拠は診療録にあり、診療録の記載は歯科医師法、療養担当規則に基づく重要な義務です。診療録への記載が算定要件として定められている診療報酬点数の項目があることに留意し、診療の都度、経過を記載しましょう。

　個別指導では、診療録の記載について以下の事項が指摘される例があります。

・診療録第1面の記載内容に不備がある：部位、傷病名、開始年月日、終了年月日、転帰、主訴、口腔内所見の記載がない又は不十分な例が認められた／傷病名にＰ、Ｃ、Ｐｕｌ、Ｐｅｒの略称を使用していた／歯科医学的に診断根拠のないいわゆるレセプト病名が認められた／歯周病に係る部位の記載に誤りが認められた／顎関節症に係る傷病名の記載がなかった

・歯冠修復及び欠損補綴について、自費診療へ移行した場合は、診療録に自費診療への移行等や当該部位に係る保険診療が完結している旨を明確に記載する

・診療録第2面の記載内容に不備がある：症状、所見、検査結果（電気的根管長測定検査、細菌簡易培養検査、歯周病検査、顎運動関連検査）、画像診断所見、医学管理等の内容、投薬内容、診療方針（訪問診療計画）、診療内容、診療月日、点数又は部位について記載不備が認められた

・診療録第1面の記載について、歯式がない

・診療録第2面の記載について、装着材料の記載がない

・パソコン等、ＯＡ機器により診療録を作成する場合、診療を行った保険医は、必ず診療録を紙媒体に打ち出した後に記載内容を確認し、署

名又は記名押印を行うこと
・略称を使用するに当たっては、「歯科の診療録及び診療報酬明細書に使用できる略称について」の最新版を参照し適切に記載すること

Q.115 歯科技工指示書について、個別指導対策として注意すべき点は何ですか。

　歯科技工指示書とは、歯科医院が技工を依頼する際の詳細な指示を記入する伝票です。歯科医師または歯科技工士は、厚生労働省令で定める事項を記載した歯科医師の指示書によらなければ、業として歯科技工を行ってはならない（歯科技工士法第18条前段）とされています。

　歯科技工指示書に記載すべき内容は、①患者の氏名、②設計、③作成の方法、④使用材料、⑤発行の年月日、⑥発行した歯科医師の氏名及び当該歯科医師の勤務する病院又は診療所の所在地、⑦作成が行われる歯科技工所の名称及び所在地、です（歯科技工士法施行規則第12条各号）。診療録と歯科技工指示書等との間で製作内容・製作部位が一致しない場合、歯科技工指示書に記載すべき内容を満たしていない場合等には、個別指導で指摘されることがあります。

　歯科技工指示書には3年間の保存義務がありますので、破棄・紛失をしないよう適切な整理・保管を心がけてください。

Q.116 歯科初診料、歯科再診料について、個別指導対策として注意すべき点は何ですか。

　「歯科初診料」については、まず基本的なこととして、再診であるにもかかわらず誤って初診料で算定してしまわないように注意する必要があります。個別指導では、以下の事項が指摘される例があります。

- 診療が継続していると推定される場合に対して歯科初診料を誤って算定している。また、歯周基本治療（スケーリング）について、2回目以降と算定すべきところを1回目として誤って算定している
- 歯周疾患等の慢性疾患である場合等であって、同一の疾病又は負傷に係る診療が継続していると推定される場合に歯科初診料又は地域歯科診療支援病院歯科初診料を誤って算定している
- 主訴が健康診断であって歯科初診料を算定している（保険医が特に治療の必要性を認め治療を開始した場合でも、初診料は算定できない）
- 歯科診療特別対応加算について、患者の状態の診療録への記載が不十分
- 診療録第1面の記載内容から、歯科医学的に初診行為が的確に行われていない
- 健康診断、リコール、定期健診及びフッ素塗布等の目的で初診料を算定している
- 医者・患者関係が継続している状態で初診料を算定している
- 算定誤りに伴う歯周基本治療（1回目：所定点数）での算定
- 歯周疾患等の慢性疾患である場合等であって明らかに同一の疾病又は負傷であると推定される場合での初診料の算定
- 初診時にパノラマ、歯周精密検査、歯科疾患管理料、口腔内写真検査、歯科衛生実地指導料、歯周基本治療、歯周基本治療処置が主訴等に関係なく傾向的に算定されている。必要性を勘案のうえ取り扱うこと

　また歯科再診料については、個別指導で以下の事項が指摘される例があります。

- 歯冠修復又は欠損補綴において、一連の行為のために同日に2以上の再診を行った場合に、算定できない複数回の歯科再診料を誤って算定している

・保険外診療が主体であるにもかかわらず、歯科再診料を算定している

・月初めの再診時に、歯科疾患管理料、歯科衛生実地指導料、歯周基本治療処置、機械的歯面清掃処置が事務的かつ傾向的に算定されている

Q.117 歯科疾患管理料について、個別指導対策として注意すべき点は何ですか。

「歯科疾患管理料」とは、継続的な管理を必要とする歯科疾患を有する患者（有床義歯に係る治療のみを行う患者を除く）に対して、口腔を一単位として捉え、患者との協働により行う継続的な口腔管理に加えて、病状が改善した歯科疾患等の再発防止及び重症化予防のための継続管理を評価したものです。患者またはその家族の同意を得たうえで管理計画を作成し、その内容について説明した場合に算定できます。

歯科疾患管理は医学管理の一種であり、処置や投薬等の物理的な技術料と違って、歯科医師による患者指導や歯科医学的管理そのものを評価する診療報酬項目であり、いわば「見えない技術料」です。項目ごとの算定要件や算定回数制限等、請求上留意すべき事項についても知っておく必要があり、レセプトチェックの際等に十分確認する必要があります。

個別指導では、歯科疾患管理料について以下の事項が指摘される例があります。

・歯科疾患管理料を算定した月に、当該管理に係る要点について診療録に記載していない

・診療録への管理内容の要点の記載が画一的である

・患者や家族に説明した内容の要点を記載していない

・文書提供加算に係る提供文書の写しを添付していない

・文書提供加算に係る提供文書に記載すべき内容（管理計画書の提供年月日、患者の基本状況、口腔の状態、治療方針の概要）について、記

載が不十分

・2回目以降の歯科疾患管理料について、管理計画書を提供しない場合に診療録に治療計画などの要点が記載されていない。または記載内容が不十分

・患者に提供する文書が所定の様式に準じていない

・管理計画書や継続管理計画書の記載内容が不十分で、写しが診療録に添付されていない

・診療録及び提供文書に歯科疾患と関連性のある生活習慣の状況、患者の基本状況、生活習慣の改善目標、口腔内の状態、歯科疾患と全身の健康との関係を記載していない又は記載が乏しい

・患者や家族が記入すべき生活習慣状況、患者の基本状況を患者等が記載していない

・1回目の管理計画、すなわち患者の歯科治療及び口腔管理を行う上で必要な基本状況（全身の状態、基礎疾患の有無、服薬状況、喫煙状況を含む生活習慣の状況等）、口腔の状態（歯科疾患、口腔衛生状態、口腔機能の状態等）、必要に応じて実施した検査結果等の要点、治療方針の概要等、歯科疾患の継続的管理を行う上で必要となる情報を診療録に記載していない

Q.118 歯科衛生実地指導料について、個別指導対策として注意すべき点は何ですか。

　歯科衛生実地指導も医学管理の一種であり、指導内容、治療計画等、カルテに記載すべき事項が医学管理料ごとに定められています。「歯科衛生実地指導料」を算定する場合、当該指導を行った歯科衛生士は、主治の歯科医師に報告するとともに、患者に提供した文書の写しを提出し、業務に関する記録を作成する必要があります。

　個別指導では、歯科衛生実地指導料について以下の事項が指摘される

例があります。

- ・歯科衛生士に行った指示内容等の要点を診療録に記載していない
  - ・患者に提供した文書の写しを診療録に添付していない
- ・う蝕又は歯周病に罹患している患者に対して、プラークチャート等を用いたプラークの付着状況の指摘を実施していない
- ・歯科衛生士業務記録簿が作成されていない
- ・指導後に主治の歯科医師への報告がされていない
- ・診療録に記載すべき内容（歯科衛生士に行った指示内容等の要点）について、画一的に記載している又は記載が不十分
- ・情報提供文書に記載すべき実地指導を行った時間について、画一的に記載している。実態に沿った適切な実施時刻（開始時刻と終了時刻）を記載すること
- ・情報提供文書に記載すべき以下の内容について、記載が不十分である：指導等の内容／口腔衛生状態（う蝕又は歯周病に罹患している患者はプラークの付着状況を含む）／主治の歯科医師の氏名／指導を行った歯科衛生士の氏名

Q.119 薬剤情報提供料について、個別指導対策として注意すべき点は何ですか。

「薬剤情報提供料」とは、医療機関が院内処方を行う場合に、処方した医薬品の説明等を、当該患者の求めに応じて、文書により提供した場合に算定される料金です。月1回に限り（処方の内容に変更があった場合はその都度）算定が可能です。医療機関が処方箋を交付した場合には算定されません。薬剤情報提供料を算定した場合は、薬剤情報を提供した旨を診療録等に記載する必要があります。

個別指導では、「薬剤情報提供料」について以下の事項が指摘される

例があります。

> ・薬剤情報提供料について、患者に文書を提供していない
> ・薬剤情報提供料について、診療録に薬剤情報を提供した旨を記載していない
> ・薬剤情報提供料算定時に、情報提供を行うべき内容のうち、用法、副作用、相互作用等に関する情報の記載が不十分
> ・同月内で同一の投薬内容の場合に、算定できない複数回の薬剤情報提供料を誤って算定している

Q.120 新製有床義歯管理料について、個別指導対策として注意すべき点は何ですか。

　有床義歯とは入れ歯のことです。新製有床義歯管理とは、新製有床義歯の生体との調和を主眼とした義歯の管理を指し、具体的には、当該有床義歯の形態、適合性、咬合関係等の調整及び患者に必要な義歯の取扱い等に係る指導を言います。

　「新製有床義歯管理料」は、当該有床義歯を製作した保険医療機関において、新製した有床義歯の適合性等について検査を行い、併せて患者に対して、新製した有床義歯の取扱い等について必要な指導をし、当該有床義歯の管理に係る情報を文書により提供した場合に算定します。この場合、当該文書の写しを診療録に添付し、当該文書の内容以外に療養上必要な管理事項がある場合は、診療録にその要点を記載します。算定要件が多岐にわたっていますので、しっかりと確認したうえで算定しましょう。有床義歯に係る管理を行うに当たっては、「有床義歯の管理について」（平成19年11月日本歯科医学会）を参考にしてください。

　個別指導では、新製有床義歯管理料について以下の事項が指摘される例があります。

・算定要件を満たしていない新製有床義歯管理料を算定している（患者等に提供した文書の写しを診療録に添付していない等）
・情報提供文書に記載すべき内容（欠損の状態、指導内容等の要点）について、画一的に記載している。個々の症例に応じて適切に記載すること
・情報提供文書に担当の歯科医師の氏名に係る記載がない
・情報提供文書に保存及び清掃の方法に係る記載がない

Q.121 歯科訪問診療料について、個別指導対策として注意すべき点は何ですか。

「歯科訪問診療料」は、①在宅等において療養を行っており、疾病、傷病のため通院による歯科治療が困難な患者を対象とし、療養中の当該患者の在宅等から屋外等への移動を伴わない屋内で、②患者の求めに応じたもの、③歯科訪問診療に基づき継続的な歯科診療の必要が認められた患者であって、患者の同意を得た場合、のいずれかに該当する歯科訪問診療を行った場合に算定します。急性症状の発症時等に即応できるよう、切削器具の常時携行が必要です。また、保険医療機関の所在地と訪問先の所在地との距離が16kmを超える場合、歯科訪問診療は、患家付近に他の保険医がいない、いても専門外など、やむを得ない絶対的な理由がある場合のみにしか認められません。

歯科訪問診療を開始する月の前月までに、別に厚生労働大臣が定める基準（歯科訪問診療料の注13に規定する基準）を満たす旨を地方厚生（支）局長に届出る必要があります。ただし、在宅療養支援歯科診療所1または在宅療養支援歯科診療所2の届出を行っている場合はこの限りではありません。

個別指導では、歯科訪問診療料について以下の事項が指摘される例が

あります。

・訪問診療の計画を策定していない
・訪問診療の計画の要点をカルテに記載していない又は当該計画書の写しをカルテに添付していない
・カルテに記載すべき内容（患者の病状に基づいた訪問診療計画の要点）について記載が不十分
・カルテに記載すべき以下の内容について、記載が不十分又は不正確：実施時刻（開始時刻と終了時刻）／訪問先名（歯科訪問診療を開始した日に限り記載するものとするが変更が生じた場合はその都度記載する）／歯科訪問診療の際の患者の状況等（急変時の対応の要点を含む）
・患者が付き添いにより外来受診した際に、歯科訪問診療料、在宅患者等急性歯科疾患対応加算を算定している
・訪問歯科衛生指導に係る実施時間との重複、レセプトの診療日及び実施時間との不一致がある
・歯科訪問診療料について、同一建物居住者に対して保険医療機関の歯科医師が同日に10人以上に対して訪問診療を行った場合に歯科訪問診療料2を算定している
・歯科訪問診療料について、同一建物居住者に対して保険医療機関の歯科医師が同日に2人以上に対して訪問診療を行った場合に歯科訪問診療料1を算定している
・歯科訪問診療料について、同一建物内にある複数の施設に訪問し、それぞれの施設に入所する患者に訪問診療を行った場合に、当該患者を同一建物居住者としていない

Q.122 歯周病検査について、個別指導対策として注意すべき点は何ですか。

　歯周病検査とは、歯周病の診断に必要な歯周ポケット測定、プロービング時の出血の有無、歯の動揺度の検査、プラークの付着状況の検査及び歯肉の炎症状態の検査を言い、当該検査は１口腔単位で実施します。また、２回目以降の歯周病検査は、歯周基本治療等の効果、治療の成否、治療に対する反応等を把握し、治癒の判断または治療計画の修正及び歯周外科手術を実施した後に歯周組織の変化の比較検討等を目的として実施します。

　歯周基本検査及び歯周精密検査は、当該検査を実施した歯数により算定します。ただし、残根歯（歯内療法、根面被覆処置を行って積極的に保存した残根を除く）は歯数に数えません。

　歯周基本検査は、１点以上の歯周ポケット測定及び歯の動揺度検査を行った場合に算定します。歯周精密検査は、４点以上の歯周ポケット測定、プロービング時の出血の有無、歯の動揺度及びプラークチャートを用いてプラークの付着状況を検査した場合に算定します。混合歯列期歯周病検査は、混合歯列期の患者に対して、歯肉の発赤・腫脹の状態及び歯石沈着の有無を確認し、プラークチャートを用いたプラークの付着状況及びプロービング時の出血の有無の検査を行った場合に算定します。

　個別指導では、歯周病検査について以下の事項が指摘される例があります。

　・算定要件を満たしていない歯周基本検査を算定している例：必要な検査のうち歯周ポケット測定（１点以上）、歯の動揺度を実施していない／必要な検査のうち歯周ポケット測定（１点以上）、歯の動揺度の結果を診療録に記載又は検査結果が分かる記録を診療録に添付していない／歯周病検査を１口腔単位で実施していない

・算定要件を満たしていない歯周精密検査を算定している例：必要な検査のうち歯周ポケット測定（４点以上）を実施していない／必要な検査のうちプロービング時の出血の有無、歯の動揺度、プラークチャートを用いたプラークの付着状況の結果を診療録に記載又は結果が分かる記録を診療録に添付していない

・臨床所見、画像診断所見、処置内容、症状経過等から判断し、必要性の認められない歯周精密検査を算定している。適切な検査を選択すること

・画一的に歯周精密検査を実施している。歯周疾患の状態、治療の内容等により、歯周基本検査、歯周精密検査の必要性を十分に考慮した上で、検査を選択すること

・混合歯列期歯周病検査について、必要な検査のうちプラークチャートを用いたプラークの付着状況、プロービング時の出血の有無を実施していない

Q.123 画像診断について、個別指導対策として注意すべき点は何ですか。

　画像診断については、画像診断項目によっては対象となる患者の状態等が算定要件として定められているほか、算定可能な検査の組み合わせが限定されていることに注意する必要があります。画像診断の一分類の写真診断の中でもさまざまな撮影方法があり、診断料と撮影料の算定区分もそれぞれ異なりますので、算定要件を逐一確認して算定しましょう。

　個別指導では、画像診断について以下の事項が指摘される例があります。

（１）算定要件を満たしていない画像診断における診断料を算定している
①歯科エックス線撮影、歯科パノラマ断層撮影及び歯科用３次元エック

ス線断層撮影を行った場合に、写真診断に係る必要な所見を診療録に
記載していない又は記載が不十分

②歯科エックス線撮影、歯科パノラマ断層撮影を行った場合に、診療録
に記載している写真診断に係る必要な所見が実態と異なっている

（2）不適切な画像診断に係る一連の費用を算定している

①歯科エックス線撮影において、治療に必要な部位が撮影されていない

②歯科エックス線撮影、歯科パノラマ断層撮影において、画像が不鮮明
で診断に利用できない

（4）必要性の認められない歯科エックス線撮影、歯科パノラマ断層撮影、
歯科用3次元エックス線断層撮影を算定している

（5）一連の症状を確認するため、同一部位に撮影を行った場合における
2枚目以降の撮影に係る写真診断の費用を所定点数で誤って算定して
いる

（6）撮影した歯科エックス線写真を確認できない例。適切に整理・保管
すること

（7）歯科パノラマ断層撮影において、位置づけを適切に行っていない

Q.124 歯周治療について、個別指導対策として注意すべき点は何ですか。

　歯周病は成人以降における抜歯の最大の原因であり、合理的な検査・
診断を行ったうえで、適切に歯周病治療を実施する必要があります。

　歯周病は再発や重症化しやすい疾患であることから、継続管理として
の歯周病重症化予防治療あるいは歯周病安定期治療が不可欠です。歯周
病の検査、診断、治療計画を立案し、治療を行い、再発等の予防治療を
するという流れになるため、各段階の診療の算定要件を逐一確認して算
定してください。

　歯周病検査では、最新の「歯周病の診断と治療に関する基本的な考え

方」（日本歯科医学会）を参考とし、歯科医学的に妥当適切な形で行いましょう。

　個別指導では、歯周治療について以下の事項が指摘される例があります。

（1）診断等
①歯周病検査、画像診断の結果が診断、治療に十分活用されず、診断根拠、治療方針、治癒の判断及び治療計画の修正等が不明確
②歯周病に係る症状、所見、治療の判断、治療計画等の診療録への記載が不十分であり、診断根拠や治療方針が不明確
③歯周病患者の補綴治療は、補綴予定部位の当該歯の病状安定後又は治癒後に行うことが望ましいため、歯周治療後の歯周病検査、画像診断等で適切な治癒確認を行ったうえ、補綴治療を開始すること

（2）歯周疾患処置
　算定要件を満たしていない歯周疾患処置を算定している（例：使用薬剤名を診療録に記載していない）

（3）歯周基本治療
　必要性の認められないスケーリング・ルートプレーニングを算定している。歯周病検査の結果、画像診断等に基づく的確な診断及び治療計画により適切な治療を行うこと

（4）歯周病安定期治療（Ⅰ）
　算定要件を満たしていない歯周病安定期治療（Ⅰ）を算定している：一時的に症状が安定した状態に至っていない患者に算定している／歯周病安定期治療の開始に当たって、歯周病検査を行っていない／歯周病安定期治療の開始に当たって、歯周病検査の結果の要点や当該治療方針等についての管理計画書を作成していない／患者等に提供した管

理計画書の写しを診療録に添付していない

（5）歯周病安定期治療（Ⅱ）

①算定要件を満たしていない歯周病安定期治療（Ⅱ）を算定している：
歯周病安定期治療の開始に当たって、口腔内カラー写真撮影（全顎）
を行っていない／2回目以降の歯周病安定期治療において、管理の対
象となっている部位の口腔内カラー写真を撮影していない／口腔内カ
ラー写真を診療録に添付又はデジタル撮影した画像を電子媒体に保存
して管理していない／4mm以上の歯周ポケットを有するものに該当し
ない患者に算定している

②管理計画書の内容が不十分

（6）歯周外科手術

歯周外科手術（歯肉切除手術、歯肉剥離掻爬手術）における症状、所
見、及び手術内容について、診療録への記載が不十分

Q.125 保険外診療について、個別指導対策として注意すべき点は何ですか。

　Q.56でも述べた通り、保険外診療には、自由診療、予防接種、健康
診断等があります。歯科においても、保険診療を受けている患者に対し
混合診療に該当しない適切な自由診療を行った場合には、保険診療の診
療録とは別の診療録を作成しなければなりません。保険診療と保険外診
療が同じ診療録に記載されていると、地方厚生局に混合診療を疑われる
こととなります。

　個別指導では、保険外診療について以下の事項が指摘される例があり
ます。

・保険診療から保険外診療に移行した場合は、診療録に移行した旨を記載すること

・保険外診療に係る診療録は、保険診療用の診療録とは別に作成すること

・保険診療と保険外診療の峻別を図ること

・保険外診療で取り扱うべきものを、誤って保険診療の対象としていたので改めること

Q.126 保険医療機関（歯科）の掲示事項について、個別指導対策として注意すべき点は何ですか。

歯科の保険医療機関の掲示事項については、医療法のほか、「療担規則及び薬担規則並びに療担基準に基づき厚生労働大臣が定める掲示事項等（平成 18 年 3 月 6 日、厚生労働省告示第 107 号）」を参照してください。

個別指導では、保険医療機関（歯科）の掲示事項について以下の事項が指摘される例があります。

（1）保険医療機関の掲示事項について、不適切な例

・診療時間の掲示を行っていない

・明細書発行に関する状況に係る院内掲示について内容が不十分

（2）次の施設基準等について掲示を行っていない

・初診料（歯科）の注 1 に掲げる基準

・歯科外来診療環境体制加算

・歯科診療特別対応連携加算

・在宅療養支援歯科診療所 1 及び 2

・在宅患者歯科治療時医療管理料

・歯科訪問診療料の注 13 に規定する基準

・在宅歯科医療推進加算

・有床義歯咀嚼機能検査

・歯科口腔リハビリテーション料 2

・ＣＡＤ／ＣＡＭ冠

・歯科技工加算 1 及び 2

・クラウン・ブリッジ維持管理料

・口腔粘膜処置

・レーザー機器加算

・金属床による総義歯の提供

・う蝕に罹患している患者の指導管理

（3）届け出していない施設基準を掲示している

（4）次の保険外併用療養費に係る療養について、厚生局長に対して当該療養に係る費用等の報告が行われていないにもかかわらず、掲示を行っている

・金属床による総義歯の提供

・う蝕に罹患している患者の指導管理

Q.127 診療報酬請求について、個別指導対策として注意すべき点は何ですか。

　歯科においても、診療録は診療経過の記録であると同時に診療報酬請求の根拠でもあるため、診療事実に基づいて必要事項を適切に記載していなければ、不正請求の疑いを招くおそれがあります。

　個別指導では、診療報酬請求について以下の事項が指摘される例があります。

（1）総論的事項

・診療録と診療報酬明細書（レセプト）において、部位、所定点数、及び合計点数について不一致が認められる。保険医療機関及び保険医により十分に照合・確認を行うこと

・診療録と関係書類（技工指示書及び納品書）において、技工物の材料について不一致が認められる。保険医により十分に照合・確認を行うこと

・帳簿、伝票等の関係書類については、所定の期間（3年間）保存する

・審査支払機関からの返戻、増減点連絡書は、内容を十分検討し、以後の診療や保険請求に反映させるなどその活用を図ること。また、保管・管理についても留意すること

・診療報酬の請求にあたっては、審査支払機関への提出前に必ず主治医自らが診療録と照合し、診療報酬明細書の記載事項に誤りや不備がないか確認すること

（2）診療報酬明細書の記載

診療報酬明細書の作成において、摘要欄記載等に不適切な例が認められる

Q.128 一部負担金等について、個別指導対策として注意すべき点は何ですか。

　歯科においても、一部負担金等に関する注意点はQ.98で述べたものと同様です。

　個別指導では、一部負担金等について以下の事項が指摘される例があります。

・徴収すべき者（自家診療）から適切に徴収していない。

・未収の一部負担金の管理が不十分：管理簿を作成していない／納入督促を行っていない

・審査支払機関が行った減額査定を認容した結果、一部負担金に過徴収が生じた場合は、患者に適切に返金等の対応をすること

第7章

個別指導で
注意すべき
指摘事項

（薬局編）

Q.129 保険薬局の処方内容について、個別指導対策として注意すべき点は何ですか。

　薬剤師法第 24 条では、「薬剤師は、処方せん中に疑わしい点があるときは、その処方せんを交付した医師、歯科医師又は獣医師に問い合わせて、その疑わしい点を確かめた後でなければ、これによつて調剤してはならない」とされています。したがって、処方内容に注意をして調剤をする必要があります。

　個別指導では、保険薬局の処方内容について以下の事項が指摘される例があります。

・医薬品、医療機器等の品質、有効性及び安全性の確保等に関する法律（医薬品医療機器等法）による承認内容と異なる用法、用量及び適応症への使用が疑われるものについて疑義照会が適切にされていない
・禁忌投薬が疑われるものについて疑義照会が適切にされていない
・投与期間に上限が設けられている医薬品についてその上限を超えたものについて疑義照会が適切にされていない
・重複投与が疑われるものについて疑義照会が適切にされていない
・併用注意が疑われるものについて疑義照会が適切にされていない
・漫然と長期に亘り処方されている医薬品があるものについて疑義照会が適切にされていない
・倍量処方が疑われるものについて疑義照会が適切にされていない
・過量投与が疑われるものについて疑義照会が適切にされていない

Q.130 処方箋の取扱いについて、個別指導対策として注意すべき点は何ですか。

　調剤に当たっては、処方箋が適正か、処方されている医薬品が薬価基準収載品目であり、医薬品医療機器等法承認事項（効能・効果、用法・用量、禁忌等）等に基づいて処方されているかの確認が必要です。使用できる医薬品の範囲については、療養担当規則第 19 条、薬担規則第 9 条を参照してください。これらについて疑義が生じた場合には、必ず保険医に疑義照会を行いましょう。

　また、調剤済となった処方箋には必要な事項（薬剤師法第 26 条、同法施行規則第 15 条）を適切に記入しましょう。処方箋の保存期間は 3 年間（薬剤師法第 27 条）とされています。

　個別指導では、処方箋の取扱いについて以下の事項が指摘される例があります。

- ・用法・用量の指示等の記載がない。または記載が不備であるにも関わらず疑義照会せずに調剤している
- ・外用薬、注射薬、頓服薬の用法の指示等の記載が不完全であるにも関わらず疑義照会せずに調剤している
- ・外用薬において、使用用量、使用時点、使用部位の記載がないにも関わらず疑義照会せずに調剤している
- ・処方内容に関する疑義照会の記載内容は明確に記載すること（照会日時、照会先の保険医等の氏名、照会及び回答内容、照会薬剤師名等）
- ・実際に調剤にあたった保険薬剤師の署名又は記名押印がない
- ・保険薬局の名称及び所在地の記載がない、又は不鮮明である
- ・調剤済の旨又は調剤済年月日の記載がない、又は不鮮明である
- ・処方箋の調剤済年月日と調剤録の調剤済年月日が相違している

Q.131 | 調剤録について、個別指導対策として注意すべき点は何ですか。

　調剤録は調剤報酬請求の根拠となるものです。保険薬局は、薬担規則の規定による調剤録に、療養給付の担当に関し必要な事項を記載し、これを他の調剤録と区別して整備しなければなりません（薬担規則第5条）。

　保険薬剤師は、患者の調剤を行った場合には、遅滞なく、当該調剤に関する必要事項を調剤録に記載しなければなりません（薬担規則第10条）。この場合、調剤を行った薬剤師が記載しなければならないとされています。管理薬剤師が代表して記載することのないよう注意しましょう。

　また調剤録の記載の修正に関する注意点として、修正前の記載内容が判別できるよう修正は二重線により行い、修正液、修正テープ、塗りつぶしまたは貼紙は使用しないようにしましょう。

Q.132 | 調剤技術料について、個別指導対策として注意すべき点は何ですか。

　「調剤技術料」は、調剤基本料、調剤料、加算料からなります。具体的にどのような場合に算定が可能なのか（算定要件）を十分に理解するとともに、算定する際にはその根拠となる事項について、調剤録、薬剤服用歴管理記録に記載することが必要となります。

　個別指導では、調剤技術料について以下の事項が指摘される例があります。

　・輪番による休日当番を除く休日に常態として開局し調剤応需態勢をと

っているにも関わらず、休日加算を算定している

・常態として調剤応需の態勢をとり、開設時間内と同様な取り扱いで調剤を行っているにも関わらず、時間外加算を算定している

・同じ薬剤の規格違いを別剤としている

・嚥下困難者用製剤加算について、散剤が薬価収載されているにも関わらず、錠剤を粉砕し算定している

・一包化加算について、治療上の必要性を確認せずに算定している

・一包化加算について、医師の了解を得た上で行ったものでないのに算定している

・一包化加算について、対象とすべき薬剤をすべて一包化していない

・一包化加算について、薬剤師が一包化の必要性を認め、医師の了解を得た後に一包化を行った場合に必要な事項が調剤録等に記載されていない

・自家製剤加算について、調剤した医薬品と同一剤形及び同一規格を有する医薬品が薬価基準に収載されている

・計量混合調剤加算について、2種類以上の医薬品を計量し、かつ、混合していないのに算定している

Q.133 薬剤服用歴の記録について、個別指導対策として注意すべき点は何ですか。

薬剤服用歴の記録は患者情報を集積したものであり、適切な服薬指導を行うためには必要不可欠です。薬剤師は、処方箋受付の都度、患者情報を確認し、新たに収集した患者の情報を踏まえたうえで、過去の薬剤服用歴を参照し、必要な服薬指導を行う必要があります。薬剤服用歴の記録は調剤報酬請求（薬学管理料）の根拠となるため、指導後速やかに記載を完了させるとともに、同一患者に関するすべての記録が必要に応じ直ちに参照できるよう患者ごとに保存・管理しなければなりません。

記載事項については、厚生労働省「保険調剤の理解のために」を参照してください。

　個別指導では、薬剤服用歴の記録について以下の事項が指摘される例があります。

・薬剤服用歴の記録に記載がない、又は記載内容が不十分
・患者からの収集した情報について、具体的内容が記載されていない
・患者の基礎情報についての記録が分かるように記載されていない
・併用薬の情報について、有無の記載だけで具体的内容の記載がない
・服薬指導が、処方箋の受付の都度、新たに収集した患者の情報等を踏まえて行われていない
・薬剤服用歴の記録の第一面に、患者情報の追加・更新が行われていない
・収集した患者情報をもとに薬学的知識に基づき分析・検討を行い、患者の理解度などについて適切な注意を払って継続性のある指導を行い、その指導内容を記載することが行われていない
・服薬指導について、過去の薬剤服用歴を参照し、必要に応じて確認・指導内容の見直しをしていない
・記載事項が修正液、修正テープ、貼紙、塗りつぶしにより訂正されている。訂正にあたっては、訂正の経緯が分かるようにすること
・鉛筆で記載している
・患者についての薬剤服用歴の記録が、同一患者についてのすべての記録が必要に応じ直ちに参照できるよう保存・保管されていない

Q.134　薬剤服用歴の記録の電子保存について、個別指導対策として注意すべき点は何ですか。

薬剤服用歴の記録の電子保存については、まず、真正性・見読性・保

存性が確保されていることに注意する必要があります。また、「医療情報システムの安全管理に関するガイドライン」（厚生労働省）に沿って運用管理規程を定めること、患者のプライバシー保護に留意することも必要です。パスワードが定期的に変更されていない場合や、IDとパスワードが個人ごとに付与されていない場合、個別指導で指摘事項となるおそれがありますので注意が必要です。

Q.135 薬剤情報提供文書について、個別指導対策として注意すべき点は何ですか。

　薬剤服用歴管理指導の一環として、薬剤師は患者に対し、患者ごとに作成された薬剤服用歴に基づき、投薬に係る薬剤の名称、用法、用量、効能、効果、副作用及び相互作用に関する主な情報を文書またはこれに準ずるもの（薬剤情報提供文書）により提供し、薬剤の服用に関して基本的な説明を行うこととされています。

　薬剤情報提供文書については、個々の患者に適した内容となっていない場合や、薬剤情報提供文書に情報提供を行った保険薬剤師の氏名が記載されていない等の不備がある場合、個別指導で指摘事項となるおそれがありますので注意が必要です。

Q.136 重複投薬・相互作用等防止加算について、個別指導対策として注意すべき点は何ですか。

　「薬剤服用歴管理指導料」では、医師と連携して服用薬の減薬等に取り組んだことを評価するため、「重複投薬・相互作用等防止加算」を算定することができる場合があります。薬剤服用歴の記録または患者及びその家族からの情報等に基づき、処方医に対して連絡・確認を行い、処

方の変更が行われた場合に算定することができます。ただし、複数の項目に該当した場合であっても、重複して算定することはできません。

　なお、そもそも薬剤服用歴管理指導料を算定していない場合は、当該加算は算定できません。算定した場合は、処方医に連絡・確認を行った内容の要点、変更内容等を薬剤服用歴の記録に記載する必要があります。それらの記載がない場合、個別指導で指摘事項となるおそれがありますので注意が必要です。

Q.137 特定薬剤管理指導加算について、個別指導対策として注意すべき点は何ですか。

　「薬剤服用歴管理指導料」では、「特定薬剤管理指導加算」を算定することができる場合があります。これは、とくに安全管理が必要な医薬品について、患者またはその家族等に対し、当該薬剤が安全管理が必要な医薬品である旨を伝えて調剤をした場合に可能になるものです。

　注意点として、対象となる医薬品に関し、患者またはその家族等に対して確認した内容及び行った指導の要点を薬剤服用歴の記録に記載する必要があります。記載がない場合や、記載が不十分または画一的である場合、個別指導の指摘事項となる可能性があります。とくに、安全管理が必要な医薬品が複数処方されている場合には、そのすべてについて必要な薬学的管理及び指導を行うことに注意しましょう。当然ですが、安全管理が必要な医薬品の対象外であるにもかかわらず特定薬剤管理指導加算をした場合、個別指導で指摘事項となるおそれがあります。

Q.138 乳幼児服薬指導加算について、個別指導対策として注意すべき点は何ですか。

「薬剤服用歴管理指導料」では、「乳幼児服薬指導加算」を算定することができる場合があります。これは、乳幼児に係る処方箋の受付の際、体重、適切な剤形等の確認を行って調剤をした場合に可能になるものです。

この場合、患者の家族等に対し、適切な服薬方法等の服薬指導を行う必要があります。また、処方箋受付の際の確認内容及び指導の要点について、薬剤服用歴の記録及び手帳に記載する必要があります。薬剤服用歴の記録及び手帳への記載を怠った場合、個別指導で指摘事項となるおそれがありますので注意が必要です。

Q.139 かかりつけ薬剤師指導料について、個別指導対策として注意すべき点は何ですか。

「かかりつけ薬剤師指導料」は、厚生労働大臣が定める施設基準に適合しているものとして地方厚生局長等に届出た保険薬局において、当該施設基準に規定する要件を満たした保険薬剤師が患者の同意を得て必要な指導等を行った場合に、処方箋受付1回につき所定点数を算定するものです。算定のための要件が多岐にわたっていますので、しっかりと確認して算定しましょう。

かかりつけ薬剤師は、患者が受診しているすべての保険医療機関、服用薬等の情報を把握し、担当患者から24時間相談に応じる体制をとり、患者に開局時間外の連絡先を伝え、勤務表を交付し、調剤後も患者の服薬状況、指導等の内容を処方医に情報提供し、必要に応じて処方提案しなければなりません。

患者の同意書の日付と薬剤服用歴に記載されている同意した日付が相違している等の書類の不備がある場合や、調剤後も患者の服薬状況の把握に努め継続した服薬指導等を行うことを怠っている場合、個別指導で指摘事項となるおそれがありますので注意が必要です。

Q.140 麻薬管理指導加算について、個別指導対策として注意すべき点は何ですか。

　「薬剤服用歴管理指導料」では、「麻薬管理指導加算」を算定することができる場合があります。これは、当該患者またはその家族等に対し、電話等により定期的に、投与される麻薬の服用状況、残薬の状況及び保管状況について確認し、残薬の適切な取扱い方法も含めた保管上の注意等に関し必要な指導を行うとともに、麻薬による鎮痛等の効果や副作用の有無を確認し、必要な薬学的管理指導を行った場合に可能となるものです。指導の要点は、薬剤服用歴の記録に記載します。

　麻薬管理指導加算については、過去の個別指導で下記の点が指摘事項とされたことがあるため、注意が必要です。

・薬剤服用歴の記録に、麻薬の保管管理状況、服薬状況、残薬の状況、疼痛緩和の状況について記載されていない
・薬剤服用歴の記録に、麻薬の継続又は増量投与による副作用の有無等の確認、指導の要点、処方医に対して提供した訪問結果に関する情報の要点が記載されていない

Q.141 在宅患者緊急訪問薬剤管理指導料について、個別指導対策として注意すべき点は何ですか。

　「在宅患者緊急訪問薬剤管理指導料」は、訪問薬剤管理指導を実施している保険薬局の保険薬剤師が、在宅での療養を行っている患者であって通院が困難なものの状態の急変等に伴い、当該患者の在宅療養を担う保険医療機関の保険医の求めにより、当該患者に係る計画的な訪問薬剤管理指導とは別に、緊急に患家を訪問して必要な薬学的管理指導を行い、当該保険医に対して訪問結果について必要な情報提供を文書で行った場合に、月4回に限り算定するものです。

　在宅患者緊急訪問薬剤管理指導料を算定するためには、薬剤服用歴の記録に、診療報酬点数表「区分番号10」の「（3）薬剤服用歴の記録」を記載することに加えて、少なくとも、①訪問の実施日、訪問した薬剤師の氏名、②当該患者の在宅療養を担う保険医療機関の保険医から緊急の要請があった日付及び当該要請の内容並びに当該要請に基づき訪問薬剤管理指導を実施した旨、③訪問に際して実施した薬学的管理指導の内容（服薬状況、副作用、相互作用等に関する確認等を含む）、④当該保険医に対して提供した訪問結果に関する情報の要点、が記載されていなければなりません。これらの薬剤服用歴の記録をせずに算定した場合、個別指導で指摘事項となるおそれがありますので注意が必要です。

Q.142 在宅患者訪問薬剤管理指導料について、個別指導対策として注意すべき点は何ですか。

　「在宅患者訪問薬剤管理指導料」は、在宅での療養を行っている患者であって通院が困難なものに対して、あらかじめ名称、所在地、開設者の氏名及び在宅患者訪問薬剤管理指導を行う旨を地方厚生局長に届出た

保険薬局の薬剤師が、医師の指示に基づき、薬学的管理指導計画を策定し、患家を訪問して、薬歴管理、服薬指導、服薬支援、薬剤服用状況、薬剤保管状況及び残薬の有無の確認等の薬学的管理指導を行い、当該指示を行った医師に対して、訪問結果について必要な情報提供を文書で行った場合に算定します。

　在宅患者訪問薬剤管理指導料の算定をしたにもかかわらず薬学的管理指導計画が策定されていないような場合は、個別指導で指摘事項となるおそれがありますので注意が必要です。

Q.143 その他の事務的事項について、個別指導対策として注意すべき点は何ですか。

　薬局では、事務的事項について個別指導で以下の事項が指摘される例がありますので、注意が必要です。

・調剤報酬点数の算定項目が分かる明細書が発行されていない
・掲示について、明細書の発行状況に関する事項、薬剤服用歴管理指導料に関する事項、基準調剤加算に関する事項、後発医薬品調剤体制加算を算定している旨、後発医薬品の調剤を積極的に行っている旨、在宅患者調剤加算を届出している旨、調剤報酬点数表の一覧等について適切に掲示されていない
・開局日、開局時間、保険薬剤師の異動、保険薬剤師の常勤・非常勤の変更、管理薬剤師の変更について届出事項変更届が提出されていない
・保険薬剤師による処方箋、調剤録、調剤報酬明細書との突合・確認が行われていない
・調剤録と日計表の金額が相違しており、一部負担金の取り扱いが不適切である

付録

- 保険医療機関及び保険医療養担当規則
- 保険薬局及び保険薬剤師療養担当規則
- 患者個別調書
- 診療録 (様式第一号(一)の1)
- 領収証 (医科)
- 明細書
- 領収証 (薬局)

保険医療機関及び保険医療養担当規則

(昭和32年4月30日厚生省令第15号、最終改正：令和2年3月5日厚生労働省令第24号)

第1章　保険医療機関の療養担当

(療養の給付の担当の範囲)

第1条　保険医療機関が担当する療養の給付並びに被保険者及び被保険者であつた者並びにこれらの者の被扶養者の療養（以下単に「療養の給付」という。）の範囲は、次のとおりとする。

一　診察

二　薬剤又は治療材料の支給

三　処置、手術その他の治療

四　居宅における療養上の管理及びその療養に伴う世話その他の看護

五　病院又は診療所への入院及びその療養に伴う世話その他の看護

(療養の給付の担当方針)

第2条　保険医療機関は、懇切丁寧に療養の給付を担当しなければならない。

2　保険医療機関が担当する療養の給付は、被保険者及び被保険者であつた者並びにこれらの者の被扶養者である患者（以下単に「患者」という。）の療養上妥当適切なものでなければならない。

(診療に関する照会)

第2条の2　保険医療機関は、その担当した療養の給付に係る患者の疾病又は負傷に関し、他の保険医療機関から照会があつた場合には、これに適切に対応しなければならない。

(適正な手続の確保)

第2条の3　保険医療機関は、その担当する療養の給付に関し、厚生労働大臣又は地方厚生局長若しくは地方厚生支局長に対する申請、届出等に係る手続及び療養の給付に関する費用の請求に係る手続を適正に行わなければならない。

（健康保険事業の健全な運営の確保）

第2条の4　保険医療機関は、その担当する療養の給付に関し、健康保険事業の健全な運営を損なうことのないよう努めなければならない。

（経済上の利益の提供による誘引の禁止）

第2条の4の2　保険医療機関は、患者に対して、第5条の規定により受領する費用の額に応じて当該保険医療機関が行う収益業務に係る物品の対価の額の値引きをすることその他の健康保険事業の健全な運営を損なうおそれのある経済上の利益の提供により、当該患者が自己の保険医療機関において診療を受けるように誘引してはならない。

2　保険医療機関は、事業者又はその従業員に対して、患者を紹介する対価として金品を提供することその他の健康保険事業の健全な運営を損なうおそれのある経済上の利益を提供することにより、患者が自己の保険医療機関において診療を受けるように誘引してはならない。

（特定の保険薬局への誘導の禁止）

第2条の5　保険医療機関は、当該保険医療機関において健康保険の診療に従事している保険医（以下「保険医」という。）の行う処方箋の交付に関し、患者に対して特定の保険薬局において調剤を受けるべき旨の指示等を行つてはならない。

2　保険医療機関は、保険医の行う処方箋の交付に関し、患者に対して特定の保険薬局において調剤を受けるべき旨の指示等を行うことの対償として、保険薬局から金品その他の財産上の利益を収受してはならない。

（掲示）

第2条の6　保険医療機関は、その病院又は診療所内の見やすい場所に、第5条の3第4項、第5条の3の2第4項及び第5条の4第2項に規定する事項のほか、別に厚生労働大臣が定める事項を掲示しなければならない。

（受給資格の確認）

第3条　保険医療機関は、患者から療養の給付を受けることを求められた場合には、次に掲げるいずれかの方法によつて療養の給付を受ける資格があることを確認しなければならない。ただし、緊急やむを得ない事由によつて当該

確認を行うことができない患者であつて、療養の給付を受ける資格が明らかなものについては、この限りでない。

（要介護被保険者等の確認）

第3条の2　保険医療機関等は、患者に対し、訪問看護、訪問リハビリテーションその他の介護保険法（平成9年法律第123号）第8条第1項に規定する居宅サービス又は同法第8条の2第1項に規定する介護予防サービスに相当する療養の給付を行うに当たっては、同法第12条第3項に規定する被保険者証の提示を求めるなどにより、当該患者が同法第62条に規定する要介護被保険者等であるか否かの確認を行うものとする。

（被保険者証の返還）

第4条　保険医療機関は、第3条第2号に掲げる方法により、療養の給付を受ける資格があることを確認した患者に対する療養の給付を担当しなくなつたとき、その他正当な理由により当該患者から被保険者証の返還を求められたときは、これを遅滞なく当該患者に返還しなければならない。ただし、当該患者が死亡した場合は、法第100条、第105条又は第113条の規定により埋葬料、埋葬費又は家族埋葬料を受けるべき者に返還しなければならない。

（一部負担金等の受領）

第5条　保険医療機関は、被保険者又は被保険者であつた者については法第74条の規定による一部負担金、法第85条に規定する食事療養標準負担額（同条第2項の規定により算定した費用の額が標準負担額に満たないときは、当該費用の額とする。以下単に「食事療養標準負担額」という。）、法第85条の2に規定する生活療養標準負担額（同条第2項の規定により算定した費用の額が生活療養標準負担額に満たないときは、当該費用の額とする。以下単に「生活療養標準負担額」という。）又は法第86条の規定による療養（法第63条第2項第1号に規定する食事療養（以下「食事療養」という。）及び同項第2号に規定する生活療養（以下「生活療養」という。）を除く。）についての費用の額に法第74条第1項各号に掲げる場合の区分に応じ、同項各号に定める割合を乗じて得た額（食事療養を行つた場合においては食事療養標準負担額を加えた額とし、生活療養を行つた場合においては生活療養標準負担額を加えた額とする。）の支払を、被扶養者については法第76条第2項、

第85条第2項、第85条の2第2項又は第86条第2項第1号の費用の額の算定の例により算定された費用の額から法第110条の規定による家族療養費として支給される額に相当する額を控除した額の支払を受けるものとする。

2 　保険医療機関は、食事療養に関し、当該療養に要する費用の範囲内において法第85条第2項又は第110条第3項の規定により算定した費用の額を超える金額の支払を、生活療養に関し、当該療養に要する費用の範囲内において法第85条の2第2項又は第110条第3項の規定により算定した費用の額を超える金額の支払を、法第63条第2項第3号に規定する評価療養（以下「評価療養」という。）、同項第4号に規定する患者申出療養（以下「患者申出療養」という。）又は同項第5号に規定する選定療養（以下「選定療養」という。）に関し、当該療養に要する費用の範囲内において法第86条第2項又は第110条第3項の規定により算定した費用の額を超える金額の支払を受けることができる。

3 　保険医療機関のうち、医療法（昭和23年法律第205号）第7条第2項第5号に規定する一般病床（以下「一般病床」という。）を有する同法第4条第1項に規定する地域医療支援病院（一般病床の数が200未満であるものを除く。）及び同法第4条の2第1項に規定する特定機能病院であるものは、法第70条第3項に規定する保険医療機関相互間の機能の分担及び業務の連携のための措置として、次に掲げる措置を講ずるものとする。

一 　患者の病状その他の患者の事情に応じた適切な他の保険医療機関を当該患者に紹介すること。

二 　選定療養（厚生労働大臣の定めるものに限る。）に関し、当該療養に要する費用の範囲内において厚生労働大臣の定める金額以上の金額の支払を求めること。（厚生労働大臣の定める場合を除く。）

（領収証等の交付）

第5条の2 　保険医療機関は、前条の規定により患者から費用の支払を受けるときは、正当な理由がない限り、個別の費用ごとに区分して記載した領収証を無償で交付しなければならない。

2 　厚生労働大臣の定める保険医療機関は、前項に規定する領収証を交付するときは、正当な理由がない限り、当該費用の計算の基礎となつた項目ごとに記載した明細書を交付しなければならない。

3 　前項に規定する明細書の交付は、無償で行わなければならない。

第5条の2の2　前条第2項の厚生労働大臣の定める保険医療機関は、公費負担医療（厚生労働大臣の定めるものに限る。）を担当した場合（第5条第1項の規定により患者から費用の支払を受ける場合を除く。）において、正当な理由がない限り、当該公費負担医療に関する費用の請求に係る計算の基礎となつた項目ごとに記載した明細書を交付しなければならない。

2　前項に規定する明細書の交付は、無償で行わなければならない。

（食事療養）

第5条の3　保険医療機関は、その入院患者に対して食事療養を行うに当たつては、病状に応じて適切に行うとともに、その提供する食事の内容の向上に努めなければならない。

2　保険医療機関は、食事療養を行う場合には、次項に規定する場合を除き、食事療養標準負担額の支払を受けることにより食事を提供するものとする。

3　保険医療機関は、第5条第2項の規定による支払を受けて食事療養を行う場合には、当該療養にふさわしい内容のものとするほか、当該療養を行うに当たり、あらかじめ、患者に対しその内容及び費用に関して説明を行い、その同意を得なければならない。

4　保険医療機関は、その病院又は診療所の病棟等の見やすい場所に、前項の療養の内容及び費用に関する事項を掲示しなければならない。

（生活療養）

第5条の3の2　保険医療機関は、その入院患者に対して生活療養を行うに当たつては、病状に応じて適切に行うとともに、その提供する食事の内容の向上並びに温度、照明及び給水に関する適切な療養環境の形成に努めなければならない。

2　保険医療機関は、生活療養を行う場合には、次項に規定する場合を除き、生活療養標準負担額の支払を受けることにより食事を提供し、温度、照明及び給水に関する適切な療養環境を形成するものとする。

3　保険医療機関は、第5条第2項の規定による支払を受けて生活療養を行う場合には、当該療養にふさわしい内容のものとするほか、当該療養を行うに当たり、あらかじめ、患者に対しその内容及び費用に関して説明を行い、その同意を得なければならない。

4　保険医療機関は、その病院又は診療所の病棟等の見やすい場所に、前項の

療養の内容及び費用に関する事項を掲示しなければならない。

（保険外併用療養費に係る療養の基準等）

第5条の4　保険医療機関は、評価療養、患者申出療養又は選定療養に関して第5条第2項又は第3項第2号の規定による支払を受けようとする場合において、当該療養を行うに当たり、その種類及び内容に応じて厚生労働大臣の定める基準に従わなければならないほか、あらかじめ、患者に対しその内容及び費用に関して説明を行い、その同意を得なければならない。

2　保険医療機関は、その病院又は診療所の見やすい場所に、前項の療養の内容及び費用に関する事項を掲示しなければならない。

（証明書等の交付）

第6条　保険医療機関は、患者から保険給付を受けるために必要な保険医療機関又は保険医の証明書、意見書等の交付を求められたときは、無償で交付しなければならない。ただし、法第87条第1項の規定による療養費（柔道整復を除く施術に係るものに限る。）、法第99条第1項の規定による傷病手当金、法第101条の規定による出産育児一時金、法第102条第1項の規定による出産手当金又は法第114条の規定による家族出産育児一時金に係る証明書又は意見書については、この限りでない。

（指定訪問看護の事業の説明）

第7条　保険医療機関は、患者が指定訪問看護事業者（法第88条第1項に規定する指定訪問看護事業者並びに介護保険法第41条第1項本文に規定する指定居宅サービス事業者（訪問看護事業を行う者に限る。）及び同法第53条第1項に規定する指定介護予防サービス事業者（介護予防訪問看護事業を行う者に限る。）をいう。以下同じ。）から指定訪問看護（法第88条第1項に規定する指定訪問看護並びに介護保険法第41条第1項本文に規定する指定居宅サービス（同法第8条第4項に規定する訪問看護の場合に限る。）及び同法第53条第1項に規定する指定介護予防サービス（同法第8条の2第3項に規定する介護予防訪問看護の場合に限る。）をいう。以下同じ。）を受ける必要があると認めた場合には、当該患者に対しその利用手続、提供方法及び内容等につき十分説明を行うよう努めなければならない。

（診療録の記載及び整備）

第8条 保険医療機関は、第22条の規定による診療録に療養の給付の担当に関し必要な事項を記載し、これを他の診療録と区別して整備しなければならない。

（帳簿等の保存）

第9条 保険医療機関は、療養の給付の担当に関する帳簿及び書類その他の記録をその完結の日から3年間保存しなければならない。ただし、患者の診療録にあつては、その完結の日から5年間とする。

（通知）

第10条 保険医療機関は、患者が次の各号の一に該当する場合には、遅滞なく、意見を付して、その旨を全国健康保険協会又は当該健康保険組合に通知しなければならない。

一　家庭事情等のため退院が困難であると認められたとき。

二　闘争、泥酔又は著しい不行跡によつて事故を起したと認められたとき。

三　正当な理由がなくて、療養に関する指揮に従わないとき。

四　詐欺その他不正な行為により、療養の給付を受け、又は受けようとしたとき。

（入院）

第11条 保険医療機関は、患者の入院に関しては、療養上必要な寝具類を具備し、その使用に供するとともに、その病状に応じて適切に行い、療養上必要な事項について適切な注意及び指導を行わなければならない。

2　保険医療機関は、病院にあつては、医療法の規定に基づき許可を受け、若しくは届出をし、又は承認を受けた病床の数の範囲内で、診療所にあつては、同法の規定に基づき許可を受け、若しくは届出をし、又は通知をした病床数の範囲内で、それぞれ患者を入院させなければならない。ただし、災害その他のやむを得ない事情がある場合は、この限りでない。

（看護）

第11条の2 保険医療機関は、その入院患者に対して、患者の負担により、当該保険医療機関の従業者以外の者による看護を受けさせてはならない。

2 保険医療機関は、当該保険医療機関の従業者による看護を行うため、従業者の確保等必要な体制の整備に努めなければならない。

（報告）

第11条の3 保険医療機関は、厚生労働大臣が定める療養の給付の担当に関する事項について、地方厚生局長又は地方厚生支局長に定期的に報告を行わなければならない。

2 前項の規定による報告は、当該保険医療機関の所在地を管轄する地方厚生局又は地方厚生支局の分室がある場合においては、当該分室を経由して行うものとする。

第2章　保険医の診療方針等

（診療の一般的方針）

第12条 保険医の診療は、一般に医師又は歯科医師として診療の必要があると認められる疾病又は負傷に対して、適確な診断をもととし、患者の健康の保持増進上妥当適切に行われなければならない。

（療養及び指導の基本準則）

第13条 保険医は、診療に当つては、懇切丁寧を旨とし、療養上必要な事項は理解し易いように指導しなければならない。

（指導）

第14条 保険医は、診療にあたつては常に医学の立場を堅持して、患者の心身の状態を観察し、心理的な効果をも挙げることができるよう適切な指導をしなければならない。

第15条 保険医は、患者に対し予防衛生及び環境衛生の思想のかん養に努め、適切な指導をしなければならない。

（転医及び対診）

第16条 保険医は、患者の疾病又は負傷が自己の専門外にわたるものであるとき、又はその診療について疑義があるときは、他の保険医療機関へ転医さ

せ、又は他の保険医の対診を求める等診療について適切な措置を講じなければならない。

（診療に関する照会）
第16条の2　保険医は、その診療した患者の疾病又は負傷に関し、他の保険医療機関又は保険医から照会があつた場合には、これに適切に対応しなければならない。

（施術の同意）
第17条　保険医は、患者の疾病又は負傷が自己の専門外にわたるものであるという理由によつて、みだりに、施術業者の施術を受けさせることに同意を与えてはならない。

（特殊療法等の禁止）
第18条　保険医は、特殊な療法又は新しい療法等については、厚生労働大臣の定めるもののほか行つてはならない。

（使用医薬品及び歯科材料）
第19条　保険医は、厚生労働大臣の定める医薬品以外の薬物を患者に施用し、又は処方してはならない。ただし、医薬品、医療機器等の品質、有効性及び安全性の確保等に関する法律（昭和35年法律第145号）第2条第17項に規定する治験（以下「治験」という。）に係る診療において、当該治験の対象とされる薬物を使用する場合その他厚生労働大臣が定める場合においては、この限りでない。
2　歯科医師である保険医は、厚生労働大臣の定める歯科材料以外の歯科材料を歯冠修復及び欠損補綴において使用してはならない。ただし、治験に係る診療において、当該治験の対象とされる機械器具等を使用する場合その他厚生労働大臣が定める場合においては、この限りでない。

（健康保険事業の健全な運営の確保）
第19条の2　保険医は、診療に当たつては、健康保険事業の健全な運営を損なう行為を行うことのないよう努めなければならない。

（特定の保険薬局への誘導の禁止）

第19条の3 保険医は、処方箋の交付に関し、患者に対して特定の保険薬局において調剤を受けるべき旨の指示等を行つてはならない。

2　保険医は、処方箋の交付に関し、患者に対して特定の保険薬局において調剤を受けるべき旨の指示等を行うことの対償として、保険薬局から金品その他の財産上の利益を収受してはならない。

（指定訪問看護事業との関係）

第19条の4 医師である保険医は、患者から訪問看護指示書の交付を求められ、その必要があると認めた場合には、速やかに、当該患者の選定する訪問看護ステーション（指定訪問看護事業者が当該指定に係る訪問看護事業を行う事業所をいう。以下同じ。）に交付しなければならない。

2　医師である保険医は、訪問看護指示書に基づき、適切な訪問看護が提供されるよう、訪問看護ステーション及びその従業者からの相談に際しては、当該指定訪問看護を受ける者の療養上必要な事項について適切な注意及び指導を行わなければならない。

（診療の具体的方針）

第20条 医師である保険医の診療の具体的方針は、前12条の規定によるほか、次に掲げるところによるものとする。

　一　診察

　　イ　診察は、特に患者の職業上及び環境上の特性等を顧慮して行う。

　　ロ　診察を行う場合は、患者の服薬状況及び薬剤服用歴を確認しなければならない。ただし、緊急やむを得ない場合については、この限りではない。

　　ハ　健康診断は、療養の給付の対象として行つてはならない。

　　ニ　往診は、診療上必要があると認められる場合に行う。

　　ホ　各種の検査は、診療上必要があると認められる場合に行う。

　　ヘ　ホによるほか、各種の検査は、研究の目的をもつて行つてはならない。ただし、治験に係る検査については、この限りでない。

　二　投薬

　　イ　投薬は、必要があると認められる場合に行う。

　　ロ　治療上1剤で足りる場合には1剤を投与し、必要があると認められる

場合に2剤以上を投与する。

ハ　同一の投薬は、みだりに反覆せず、症状の経過に応じて投薬の内容を変更する等の考慮をしなければならない。

ニ　投薬を行うに当たつては、医薬品、医療機器等の品質、有効性及び安全性の確保等に関する法律第14条の4第1項各号に掲げる医薬品（以下「新医薬品等」という。）とその有効成分、分量、用法、用量、効能及び効果が同一性を有する医薬品として、同法第14条又は第19条の2の規定による製造販売の承認（以下「承認」という。）がなされたもの（ただし、同法第14条の4第1項第2号に掲げる医薬品並びに新医薬品等に係る承認を受けている者が、当該承認に係る医薬品と有効成分、分量、用法、用量、効能及び効果が同一であつてその形状、有効成分の含量又は有効成分以外の成分若しくはその含量が異なる医薬品に係る承認を受けている場合における当該医薬品を除く。）（以下「後発医薬品」という。）の使用を考慮するとともに、患者に後発医薬品を選択する機会を提供すること等患者が後発医薬品を選択しやすくするための対応に努めなければならない。

ホ　栄養、安静、運動、職場転換その他療養上の注意を行うことにより、治療の効果を挙げることができると認められる場合は、これらに関し指導を行い、みだりに投薬をしてはならない。

ヘ　投薬量は、予見することができる必要期間に従つたものでなければならないこととし、厚生労働大臣が定める内服薬及び外用薬については当該厚生労働大臣が定める内服薬及び外用薬ごとに1回14日分、30日分又は90日分を限度とする。

ト　注射薬は、患者に療養上必要な事項について適切な注意及び指導を行い、厚生労働大臣の定める注射薬に限り投与することができることとし、その投与量は、症状の経過に応じたものでなければならず、厚生労働大臣が定めるものについては当該厚生労働大臣が定めるものごとに1回14日分、30日分又は90日分を限度とする。

三　処方箋の交付

イ　処方箋の使用期間は、交付の日を含めて4日以内とする。ただし、長期の旅行等特殊の事情があると認められる場合は、この限りでない。

ロ　前イによるほか、処方箋の交付に関しては、前号に定める投薬の例による。

四　注射

イ　注射は、次に掲げる場合に行う。

（1）経口投与によつて胃腸障害を起すおそれがあるとき、経口投与をすることができないとき、又は経口投与によつては治療の効果を期待することができないとき。

（2）特に迅速な治療の効果を期待する必要があるとき。

（3）その他注射によらなければ治療の効果を期待することが困難であるとき。

ロ　注射を行うに当たつては、後発医薬品の使用を考慮するよう努めなければならない。

ハ　内服薬との併用は、これによつて著しく治療の効果を挙げることが明らかな場合又は内服薬の投与だけでは治療の効果を期待することが困難である場合に限つて行う。

ニ　混合注射は、合理的であると認められる場合に行う。

ホ　輸血又は電解質若しくは血液代用剤の補液は、必要があると認められる場合に行う。

五　手術及び処置

イ　手術は、必要があると認められる場合に行う。

ロ　処置は、必要の程度において行う。

六　リハビリテーション

リハビリテーションは、必要があると認められる場合に行う。

六の2　居宅における療養上の管理等

居宅における療養上の管理及び看護は、療養上適切であると認められる場合に行う。

七　入院

イ　入院の指示は、療養上必要があると認められる場合に行う。

ロ　単なる疲労回復、正常分べん又は通院の不便等のための入院の指示は行わない。

ハ　保険医は、患者の負担により、患者に保険医療機関の従業者以外の者による看護を受けさせてはならない。

（歯科診療の具体的方針）

第21条　歯科医師である保険医の診療の具体的方針は、第12条から第19条

の3までの規定によるほか、次に掲げるところによるものとする。

一　診察

　　イ　診察は、特に患者の職業上及び環境上の特性等を顧慮して行う。

　　ロ　診察を行う場合は、患者の服薬状況及び薬剤服用歴を確認しなければ
　　　ならない。ただし、緊急やむを得ない場合については、この限りではな
　　　い。

　　ハ　健康診断は、療養の給付の対象として行つてはならない。

　　ニ　往診は、診療上必要があると認められる場合に行う。

　　ホ　各種の検査は、診療上必要があると認められる場合に行う。

　　ヘ　ホによるほか、各種の検査は、研究の目的をもつて行つてはならない。
　　　ただし、治験に係る検査については、この限りでない。

二　投薬

　　イ　投薬は、必要があると認められる場合に行う。

　　ロ　治療上1剤で足りる場合には1剤を投与し、必要があると認められる
　　　場合に2剤以上を投与する。

　　ハ　同一の投薬は、みだりに反覆せず、症状の経過に応じて投薬の内容を
　　　変更する等の考慮をしなければならない。

　　ニ　投薬を行うに当たつては、後発医薬品の使用を考慮するとともに、患
　　　者に後発医薬品を選択する機会を提供すること等患者が後発医薬品を選
　　　択しやすくするための対応に努めなければならない。

　　ホ　栄養、安静、運動、職場転換その他療養上の注意を行うことにより、
　　　治療の効果を挙げることができると認められる場合は、これらに関し指
　　　導を行い、みだりに投薬をしてはならない。

　　ヘ　投薬量は、予見することができる必要期間に従つたものでなければな
　　　らないこととし、厚生労働大臣が定める内服薬及び外用薬については当
　　　該厚生労働大臣が定める内服薬及び外用薬ごとに1回14日分、30日分
　　　又は90日分を限度とする。

三　処方箋の交付

　　イ　処方箋の使用期間は、交付の日を含めて4日以内とする。ただし、長
　　　期の旅行等特殊の事情があると認められる場合は、この限りでない。

　　ロ　前イによるほか、処方箋の交付に関しては、前号に定める投薬の例に
　　　よる。

四 注射

　イ　注射は、次に掲げる場合に行う。

（1）経口投与によつて胃腸障害を起すおそれがあるとき、経口投与をすることができないとき、又は経口投与によつては治療の効果を期待することができないとき。

（2）特に迅速な治療の効果を期待する必要があるとき。

（3）その他注射によらなければ治療の効果を期待することが困難であるとき。

　ロ　注射を行うに当つては、後発医薬品の使用を考慮するよう努めなければならない。

　ハ　内服薬との併用は、これによつて著しく治療の効果を挙げることが明らかな場合又は内服薬の投与だけでは治療の効果を期待することが困難である場合に限つて行う。

　ニ　混合注射は、合理的であると認められる場合に行う。

　ホ　輸血又は電解質若しくは血液代用剤の補液は、必要があると認められる場合に行う。

五 手術及び処置

　イ　手術は、必要があると認められる場合に行う。

　ロ　処置は、必要の程度において行う。

六 歯冠修復及び欠損補綴

　　歯冠修復及び欠損補綴は、次に掲げる基準によつて行う。

　イ　歯冠修復

（1）歯冠修復は、必要があると認められる場合に行うとともに、これを行つた場合は、歯冠修復物の維持管理に努めるものとする。

（2）歯冠修復において金属を使用する場合は、代用合金を使用するものとする。ただし、前歯部の金属歯冠修復については金合金又は白金加金を使用することができるものとする。

　ロ　欠損補綴

（1）有床義歯

（一）有床義歯は、必要があると認められる場合に行う。

（二）鉤は、金位 14 カラット合金又は代用合金を使用する。

（三）バーは、代用合金を使用する。

（2）ブリッジ

（一）ブリッジは、必要があると認められる場合に行うとともに、これを
　　行つた場合は、その維持管理に努めるものとする。

（二）ブリッジは、金位14カラット合金又は代用合金を使用する。ただし、
　　金位14カラット合金は、前歯部の複雑窩洞又はポンティックに限つて
　　使用する。

（三）口蓋補綴及び顎補綴並びに広範囲顎骨支持型補綴

　　　口蓋補綴及び顎補綴並びに広範囲顎骨支持型補綴は、必要があると認
　　められる場合に行う。

七　リハビリテーション

　　リハビリテーションは、必要があると認められる場合に行う。

七の2　居宅における療養上の管理等

　　居宅における療養上の管理及び看護は、療養上適切であると認められる
　　場合に行う。

八　入院

　イ　入院の指示は、療養上必要があると認められる場合に行う。

　ロ　通院の不便等のための入院の指示は行わない。

　ハ　保険医は、患者の負担により、患者に保険医療機関の従業者以外の者
　　による看護を受けさせてはならない。

九　歯科矯正

　　歯科矯正は、療養の給付の対象として行つてはならない。ただし、別に
　　厚生労働大臣が定める場合においては、この限りでない。

（診療録の記載）

第22条　保険医は、患者の診療を行つた場合には、遅滞なく、様式第1号又
　はこれに準ずる様式の診療録に、当該診療に関し必要な事項を記載しなけれ
　ばならない。

（処方箋の交付）

第23条　保険医は、処方箋を交付する場合には、様式第2号若しくは第2号
　の2又はこれらに準ずる様式の処方箋に必要な事項を記載しなければならな
　い。

2　保険医は、その交付した処方箋に関し、保険薬剤師から疑義の照会があつた場合には、これに適切に対応しなければならない。

（適正な費用の請求の確保）
第23条の2　保険医は、その行つた診療に関する情報の提供等について、保険医療機関が行う療養の給付に関する費用の請求が適正なものとなるよう努めなければならない。

※「第3章　雑則」は割愛した。

保険薬局及び保険薬剤師療養担当規則

（昭和32年4月30日厚生省令第16号、最終改正：平成30年3月5日厚生労働省令第20号）

（療養の給付の担当の範囲）

第1条 保険薬局が担当する療養の給付及び被扶養者の療養（以下単に「療養の給付」という。）は、薬剤又は治療材料の支給並びに居宅における薬学的管理及び指導とする。

（療養の給付の担当方針）

第2条 保険薬局は、懇切丁寧に療養の給付を担当しなければならない。

（適正な手続の確保）

第2条の2 保険薬局は、その担当する療養の給付に関し、厚生労働大臣又は地方厚生局長若しくは地方厚生支局長に対する申請、届出等に係る手続及び療養の給付に関する費用の請求に係る手続を適正に行わなければならない。

（健康保険事業の健全な運営の確保）

第2条の3 保険薬局は、その担当する療養の給付に関し、次の各号に掲げる行為を行つてはならない。

一　保険医療機関と一体的な構造とし、又は保険医療機関と一体的な経営を行うこと。

二　保険医療機関又は保険医に対し、患者に対して特定の保険薬局において調剤を受けるべき旨の指示等を行うことの対償として、金品その他の財産上の利益を供与すること。

2　前項に規定するほか、保険薬局は、その担当する療養の給付に関し、健康保険事業の健全な運営を損なうことのないよう努めなければならない。

（経済上の利益の提供による誘引の禁止）

第2条の3の2 保険薬局は、患者に対して、第4条の規定により受領する費用の額に応じて当該保険薬局における商品の購入に係る対価の額の値引きをすることその他の健康保険事業の健全な運営を損なうおそれのある経済上の

利益を提供することにより、当該患者が自己の保険薬局において調剤を受けるように誘引してはならない。

2 保険薬局は、事業者又はその従業員に対して、患者を紹介する対価として金品を提供することその他の健康保険事業の健全な運営を損なうおそれのある経済上の利益を提供することにより、患者が自己の保険薬局において調剤を受けるように誘引してはならない。

（掲示）

第2条の4 保険薬局は、その薬局内の見やすい場所に、別に厚生労働大臣が定める事項を掲示しなければならない。

（処方箋の確認）

第3条 保険薬局は、被保険者及び被保険者であつた者並びにこれらの者の被扶養者である患者（以下単に「患者」という。）から療養の給付を受けることを求められた場合には、その者の提出する処方箋が健康保険法（大正11年法律第70号。以下「法」という。）第63条第三項各号に掲げる病院又は診療所において健康保険の診療に従事している医師又は歯科医師（以下「保険医等」という。）が交付した処方箋であること及びその処方箋、法第3条第13項に規定する電子資格確認又は患者の提出する被保険者証によつて療養の給付を受ける資格があることを確認しなければならない。

（要介護被保険者等の確認）

第3条の2 保険医療機関等は、患者に対し、居宅療養管理指導その他の介護保険法（平成9年法律第123号）第8条第1項に規定する居宅サービス又は同法第8条の2第1項に規定する介護予防サービスに相当する療養の給付を行うに当たっては、同法第12条第3項に規定する被保険者証の提示を求めるなどにより、当該患者が同法第62条に規定する要介護被保険者等であるか否かの確認を行うものとする。

（患者負担金の受領）

第4条 保険薬局は、被保険者又は被保険者であつた者については法第74条の規定による一部負担金並びに法第86条の規定による療養についての費用の額に法第74条第1項各号に掲げる場合の区分に応じ、同項各号に定める

割合を乗じて得た額の支払を、被扶養者については法第76条第2項又は第86条第2項第1号の費用の額の算定の例により算定された費用の額から法第110条の規定による家族療養費として支給される額（同条第2項第1号に規定する額に限る。）に相当する額を控除した額の支払を受けるものとする。

2　保険薬局は、法第63条第2項第3号に規定する評価療養、同項第4号に規定する患者申出療養又は同項第5号に規定する選定療養に関し、当該療養に要する費用の範囲内において、法第86条第2項又は第110条第3項の規定により算定した費用の額を超える金額の支払を受けることができる。

（領収証等の交付）

第4条の2　保険薬局は、前条の規定により患者から費用の支払を受けるときは、正当な理由がない限り、個別の費用ごとに区分して記載した領収証を無償で交付しなければならない。

2　厚生労働大臣の定める保険薬局は、前項に規定する領収証を交付するときは、正当な理由がない限り、当該費用の計算の基礎となつた項目ごとに記載した明細書を交付しなければならない。

3　前項に規定する明細書の交付は、無償で行わなければならない。

第4条の2の2　前条第2項の厚生労働大臣の定める保険薬局は、公費負担医療（厚生労働大臣の定めるものに限る。）を担当した場合（第4条第1項の規定により患者から費用の支払を受ける場合を除く。）において、正当な理由がない限り、当該公費負担医療に関する費用の請求に係る計算の基礎となつた項目ごとに記載した明細書を交付しなければならない。

2　前項に規定する明細書の交付は、無償で行わなければならない。

（調剤録の記載及び整備）

第5条　保険薬局は、第10条の規定による調剤録に、療養の給付の担当に関し必要な事項を記載し、これを他の調剤録と区別して整備しなければならない。

（処方箋等の保存）

第6条　保険薬局は、患者に対する療養の給付に関する処方箋及び調剤録をその完結の日から3年間保存しなければならない。

（通知）

第7条　保険薬局は、患者が次の各号の一に該当する場合には、遅滞なく、意見を付して、その旨を全国健康保険協会又は当該健康保険組合に通知しなければならない。

一　正当な理由がなくて、療養に関する指揮に従わないとき。

二　詐欺その他不正な行為により、療養の給付を受け、又は受けようとしたとき。

（後発医薬品の調剤）

第7条の2　保険薬局は、医薬品、医療機器等の品質、有効性及び安全性の確保等に関する法律第14条の4第1項各号に掲げる医薬品（以下「新医薬品等」という。）とその有効成分、分量、用法、用量、効能及び効果が同一性を有する医薬品として、同法第14条又は第19条の2の規定による製造販売の承認（以下「承認」という。）がなされたもの（ただし、同法第14条の4第1項第2号に掲げる医薬品並びに新医薬品等に係る承認を受けている者が、当該承認に係る医薬品と有効成分、分量、用法、用量、効能及び効果が同一であつてその形状、有効成分の含量又は有効成分以外の成分若しくはその含量が異なる医薬品に係る承認を受けている場合における当該医薬品を除く。）（以下「後発医薬品」という。）の備蓄に関する体制その他の後発医薬品の調剤に必要な体制の確保に努めなければならない。

（調剤の一般的方針）

第8条　保険薬局において健康保険の調剤に従事する保険薬剤師（以下「保険薬剤師」という。）は、保険医等の交付した処方箋に基いて、患者の療養上妥当適切に調剤並びに薬学的管理及び指導を行わなければならない。

2　保険薬剤師は、調剤を行う場合は、患者の服薬状況及び薬剤服用歴を確認しなければならない。

3　保険薬剤師は、処方箋に記載された医薬品に係る後発医薬品が次条に規定する厚生労働大臣の定める医薬品である場合であつて、当該処方箋を発行した保険医等が後発医薬品への変更を認めているときは、患者に対して、後発医薬品に関する説明を適切に行わなければならない。この場合において、保険薬剤師は、後発医薬品を調剤するよう努めなければならない。

（使用医薬品）

第9条　保険薬剤師は、厚生労働大臣の定める医薬品以外の医薬品を使用して調剤してはならない。ただし、厚生労働大臣が定める場合においては、この限りでない。

（健康保険事業の健全な運営の確保）

第9条の2　保険薬剤師は、調剤に当たつては、健康保険事業の健全な運営を損なう行為を行うことのないよう努めなければならない。

（調剤録の記載）

第10条　保険薬剤師は、患者の調剤を行つた場合には、遅滞なく、調剤録に当該調剤に関する必要な事項を記載しなければならない。

（適正な費用の請求の確保）

第10条の2　保険薬剤師は、その行つた調剤に関する情報の提供等について、保険薬局が行う療養の給付に関する費用の請求が適正なものとなるよう努めなければならない。

※第11条（読替規定）は割愛した。

患者個別調書

保険医療機関名称　　　　　　　　　　診療を担当した保険医の氏名

請求内容（診療報酬明細書）　　　　　　患者調査の結果

（傷病名・部位）　　　　　　　　　　　監査担当者の意見

　　　　　　　　　　　　　　　　　　　O：関係資料等より、請求に妥当性を認めず。

別紙「診療報酬明細書」のとおり

（不正又は不当事由）
F：架空請求・A：付増請求・T：振替請求
D：二重請求・O：その他の不正請求・U：不当請求

	診療年月 傷病名及び処置	診療実日数	請求点数（点）	請求内容	点数（点）	点数（点）計	不正差異（点）	不当差異（点）不正又は不当事由
1	別添「診療報酬明細書」のとおり	日	点		×	‖	点	点
2			点		×	‖		
3			点		×	‖		
4			点		×	‖		

保険医の弁明

診療録等の点検結果
・第一号（イ）1様式記載（不適）
・第二号（ロ）2様式記載（不適）
・第一号（ハ）3様式記載（不適）
・診療録の記載内容は、別添写しのとおり

	請求内容	点数（点）	点数（点）計	不正差異（点）	不当差異（点）不正又は不当事由
1		×	‖	点	点
2		×	‖		
3		×	‖		
4		×	‖		
合計		×	‖	点	点
			不正又は不当金額	点 円	

診療年月			
初診日 令和 年 月 日			
診療実日数			
給付割合 割			
合計	給付額	点	円
	交付額		

上記のとおり相違ありません。

令和　　年　　月　　日

保険医療機関の所在地
保険医療機関名称
開設者及び保険医　　　　　印

診療録（様式第一号（一）の１）

様式第一号(一)の1(第二十二条関係)

診　療　録

公費負担者番号		保険者番号	
公費負担医療の受給者番号		被保険者証・被保険者手帳　記号・番号	・　　　　　（枝番）

					被保険者証・被保険者手帳	有効期限	令和　　年　　月　　日

受診者	氏　名				被保険者氏名	
	生年月日	明大昭平令　　年　　月　　日生　男・女			資格取得	昭和平成令和　　年　　月　　日
	住　所	電話　　　局　　　番			事業所（船舶所有者）	所在地　電話　　局　　番
						名　称
	職　業	被保険者との続柄		保険者	所在地　電話　　局　　番	
					名　称	

傷　病　名	職務	開　始	終　了	転　帰	期間満了予定日
	上・外	年　月　日	年　月　日	治ゆ・死亡・中止	年　月　日
	上・外	年　月　日	年　月　日	治ゆ・死亡・中止	年　月　日
	上・外	年　月　日	年　月　日	治ゆ・死亡・中止	年　月　日
	上・外	年　月　日	年　月　日	治ゆ・死亡・中止	年　月　日
	上・外	年　月　日	年　月　日	治ゆ・死亡・中止	年　月　日
	上・外	年　月　日	年　月　日	治ゆ・死亡・中止	年　月　日
	上・外	年　月　日	年　月　日	治ゆ・死亡・中止	年　月　日

傷　病　名	労務不能に関する意見		入　院　期　間	
	意見書に記入した労務不能期間	意見書交付		
	自　月　日　至　月　日　日間	年　月　日	自　月　日　至　月　日	日間
	自　月　日　至　月　日　日間	年　月　日	自　月　日　至　月　日	日間
	自　月　日　至　月　日　日間	年　月　日	自　月　日　至　月　日	日間

業務災害、複数業務要因災害又は通勤災害の疑いがある場合は、その旨	

備考		公費負担者番号	
		公費負担医療の受給者番号	

178

領収証（医科）

（別紙様式1）　　　　　　　　　　　　　　　　　　　　　　　　　　　　　　　　（医科診療報酬の例）

領　収　証

患者番号		氏　名		様
受診科　入・外		領収証No.	発行日　年　月　日	

請求期間（入院の場合）
年　月　日　～　年　月　日

負担割合	本・家	区分

保険

費用区分	負担割合		
初・再診料　点	入院料等　点	医学管理等　点	在宅医療　点
検査　点	画像診断　点	投薬　点	
注射　点	リハビリテーション　点	精神科専門療法　点	処置　点
手術　点	麻酔　点	放射線治療　点	
病理診断　点	診断群分類（DPC）　点	食事療養　円	生活療養　円

保険外負担

		保険（本）	保険（食事・生活）	保険外負担
評価療養・選定療養	その他			
（内訳）	（内訳）			
	合計	合計　円	円	円
	負担額	負担額　円	円	円
	領収額合計	領収額合計　円	円	円

東京都○○区○○　○−○−○
○○○病院　　○○○　　○○○

領収印

※厚生労働省が定める診療報酬や薬価等には、医療機関等が仕入れ時に負担する消費税が反映されています。

明細書

（別紙様式5）

診療明細書

入院／入院外　　　保険

患者番号		氏名		受診日	
受診科					

部	項　目　名	点　数	回　数

※厚生労働省が定める診療報酬や薬価等には、医療機関等が仕入れ時に負担する消費税が反映されています。

東京都○○区○○　○−○−○
○○○病院　　○○　○○

180

領収証（薬局）

（別紙様式３）　　　　　　　　　　　　　　　　　　　　　　　　（調剤報酬の例）

領 収 証

患者番号		
氏名		様
領収証Ｎｏ．		
発行日	年　月　日	
費用区分		負担割合
		本・家

保険	調剤技術料	薬学管理料	薬剤料	特定保険医療材料料
	点	点	点	点
	評価療養・選定療養	その他		

保険外負担	（内訳）	（内訳）

	保　険	保険外負担
合　計	円	円
負担額	円	円
領収額合計	円	円

※厚生労働省が定める診療報酬や薬価等には、医療機関等が仕入れ時に負担する消費税が反映されています。

東京都○○区○○　〇-〇-〇
○○○薬局　　〇〇〇-〇〇〇〇

領収印

181

索 引

【著者略歴】

永淵　智（ながぶち・さとる）

永淵総合法律事務所代表弁護士。大阪大学法学部卒業。司法書士として活動後、司法試験に合格。弁護士登録後、都内法律事務所等での勤務を経て現職。クリニックや病院、薬局の顧問弁護士として、医療機関を取り巻く法律問題の解決を行うとともに、大学病院の倫理委員等を務めている。毎年多くの医療機関の個別指導対策や監査対策を行っている。

堀　裕岳（ほり・ゆうがく）

東京中央総合法律事務所シニアパートナー。慶應義塾大学文学部民族考古学科卒業。司法試験合格後、東京地検検事等として検察庁に勤務。弁護士登録後、アイランド新宿法律事務所勤務を経て現職。医療機関を含む数十社のクライアントの法律顧問として業務を行うとともに、保険医療機関の権利利益を保全するため個別指導・監査への帯同も積極的に行っている。

医療機関の個別指導・監査がわかる本

医科・歯科・薬局のためのＱ＆Ａ

2020年11月25日　第1版第1刷発行

著　者——永淵　智、堀　裕岳
発行所——株式会社 日本評論社
　　　　　〒170-8474　東京都豊島区南大塚3-12-4
　　　　　電話 03-3987-8621（販売）-8598（編集）　振替 00100-3-16
印刷所——港北出版印刷株式会社
製本所——井上製本所
装　幀——図工ファイブ